JN095306

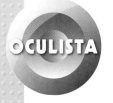 **編集企画にあたって…**

　はやいもので21世紀に入って20年がすでに経過した．この20年における医療分野の発展もめざましい．例えば，がん治療においては，個々の遺伝子情報に基づいた治療法の選択が一般的になってきている．iPS細胞の発見から，その技術の応用による再生医療の臨床への導入も進んでいる．また，人工知能（artificial intelligence：AI）の導入により，診断法や治療方針の決定といった医療の標準化が進むことは確実な状況である．

　一方，日本では超高齢化社会かつデジタル化社会が加速してきている．この状況下における眼科診療は，付加価値を有する眼内レンズの導入等に代表されるように，より質の高い視機能の獲得を目指す医療にシフトしてきている．

　外界の情報の約80％以上を視覚から得ているとされており，眼の最前面である角膜は，感染防御や網膜へのクリアな結像等にとりわけ重要であるが，快適な視覚を維持するためには，同時に涙液や結膜，さらに眼瞼といった角膜を取り巻く環境因子が重要な役割を果たしている．最近では，眼表面を覆う角膜上皮，結膜上皮，さらに涙液を「オキュラーサーフェス」として1つのユニットで捉えて診療にあたることが定着してきている．本特集号では，このオキュラーサーフェスの疾患である角結膜疾患，ドライアイに加えて，オキュラーサーフェスとの密接な関わりの理解を深める目的で，眼瞼，角膜形状，コンタクトレンズ，涙道疾患の項目を追加した．さらに，最新の再生医療の現状についての概説をトピックスとさせていただいた．具体的には，オキュラーサーフェス診療にあたるうえで，知っておくべき解剖学的および生理学的知識の概説ののちに，各論として各種疾患の解説と日常診療における診断と治療のポイントが整理されている．最後に，臨床応用が進んでいる角膜再生医療の現状が加わり，各種疾患の診療の実践に必要な情報から最新の情報までコンパクトでありながらも網羅されている．各項目とも，エキスパートの先生方に最新の情報も交えながら基本的な内容を詳細にかつわかりやすくご解説いただいている．

　ありとあらゆる情報が溢れている現代社会において，リアルワールドでもバーチャルワールドでも酷使することの多い眼の異常は，quality of lifeの低下に直結する．本特集号が，眼科診療でオキュラーサーフェスの異常を効率良くかつ的確に診断でき，適切な対応法を患者さんへ提供できる一助になることを確信している．

2021年6月

近間泰一郎

KEY WORDS INDEX

WRITERS FILE

(50音順)

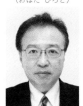

小幡 博人
（おばた ひろと）

1988年	群馬大学卒業 東京大学眼科学教室入局
1995年	同大学大学院医学研究科博士課程（病理学）修了
1997年	ニューヨーク大学医学部細胞生物学教室留学
2000年	自治医科大学眼科学講座，講師
2008年	同，准教授
2017年	埼玉医科大学総合医療センター眼科，教授

清水ゆりえ
（しみず ゆりえ）

2016年	愛媛大学卒業 独立行政法人呉医療センター・中国がんセンター，初期診療研修医
2018年	広島大学病院眼科
2021年	マツダ株式会社マツダ病院眼科

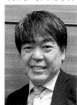

近間泰一郎
（ちかま たいいちろう）

1991年	富山医科薬科大学卒業
1993年	山口大学医学部附属病院眼科，助手
1995年	宇部興産中央病院眼科
2000年	山口大学眼科，講師
2001年	米国オハイオ州シンシナティ大学眼科，客員講師
2007年	山口大学眼病態学，准教授
2009年	同大学大学院医学系研究科眼病態学，准教授
2011年	広島大学大学院医歯薬学総合研究科視覚病態学，准教授
2017年	同大学病院，診療教授
2019年	同大学大学院医系科学研究科視覚病態学，准教授 同，病院診療教授

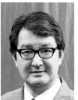

後藤 英樹
（ごとう えいき）

1994年	慶應義塾大学卒業 同大学眼科学教室入局
1996年	東京歯科大学市川総合病院眼科，病院助手
2000年	マイアミ大学バスコムパルマー眼科研究所，リサーチフェロー
2004年	慶應義塾大学眼科学教室，専任講師
2006年	鶴見大学歯学部眼科学教室，助教授
2011年	医療法人社団後藤眼科医院，院長 鶴見大学眼科学教室，臨床教授 慶應義塾大学眼科学教室，非常勤講師
2015年	フォーサム2016東京 第5回日本涙道・涙液学会総会，会長

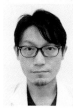

末岡健太郎
（すえおか けんたろう）

2008年	山口大学卒業 土谷総合病院，初期研修医
2010年	広島大学病院眼科
2011年	中電病院眼科
2013年	聖隷浜松病院眼形成眼窩外科
2015年	広島大学大学院視覚病態学
2019年	同大学大学院医歯薬保健学研究科，博士課程修了 同大学大学院視覚病態学，寄附講座助教

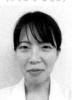

溝渕 朋佳
（みぞぶち ともか）

2016年	高知大学卒業 同大学医学部附属病院，初期研修医
2018年	同大学眼科学講座入局

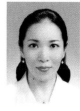

重安 千花
（しげやす ちか）

2002年	東京女子医科大学卒業 慶應義塾大学眼科学教室入局
2006年	東京歯科大学市川総合病院眼科，専攻医
2008年	国立病院機構東京医療センター，医員
2013年	杏林大学医学部附属病院眼科，専攻医
2018年	同，非常勤講師
2020年	佼成病院眼科

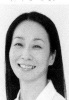

鈴木 智
（すずき とも）

1994年	京都府立医科大学卒業
1996年	京都府立与謝の海病院，医員
2000年	京都府立医科大学大学院医学研究科修了 米国ハーバード大学眼科，研究員（5年間）
2005年	京都市立病院眼科，医員
2011年	同，副部長 京都府立医科大学眼科，客員講師
2020年	京都市立病院眼科，部長

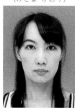

三笘香穂里
（みとま かおり）

2005年	宮崎大学卒業
2008年	広島大学眼科入局 厚生連尾道総合病院
2009年	広島大学病院眼科
2014年	国家公務員共済組合連合会吉島病院眼科
2017年	JR広島病院眼科
2018年	広島大学病院眼科

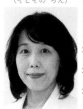

外園 千恵
（そとぞの ちえ）

1986年	京都府立医科大学卒業
1988年	京都市立病院眼科，医員
1989年	京都府立医科大学眼科，助手
1999年	同，講師
2002年	バプテスト眼科クリニック，顧問
2004年	京都府立医科大学眼科学教室，講師
2015年	同，教授

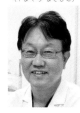

山口 昌彦
（やまぐち まさひこ）

1990年	大阪市立大学卒業
1993年	同大学眼科，助手
1996年	愛媛大学眼科，助手
2001年	松山赤十字病院，眼科副部長
2004年	愛媛大学眼科，助手（助教）
2008年	同，講師
2013年	同大学地域眼科学講座，准教授
2015年	愛媛県立中央病院眼科，主任部長

オキュラーサーフェス診療の基本と実践

編集企画／広島大学診療教授　近間泰一郎

Monthly Book

OCULISTA

編集主幹／村上　晶　　高橋　浩　　堀　裕一

No.100 / 2021.7 ◆目次

CONTENTS

「OCULISTA」とはイタリア語で眼科医を意味します．

Monthly Book

OCULISTA
オクリスタ

2021.3月増大号
No. 96

眼科診療
ガイドラインの
活用法

編集企画　白根 雅子　しらね眼科院長
2021年3月発行　Ｂ５判　156頁
定価5,500円(本体5,000円+税)

目次

活用法のほかにも,
簡単な概要や**制作時の背景**,
現状の問題点なども含めて
解説された眼科医必携の
増大号特集です!

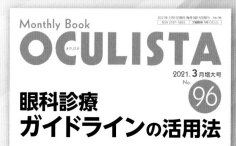

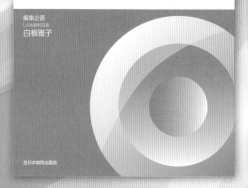

Monthly Book

OCULISTA
オクリスタ

2021.3月増大号
No. 96

眼科診療
ガイドラインの活用法

編集企画
しらね眼科院長
白根雅子

全日本病院出版会

全日本病院出版会　〒113-0033 東京都文京区本郷 3-16-4　Tel:03-5689-5989
www.zenniti.com　Fax:03-5689-8030

MB OCULI. No. 100：1-8, 2021

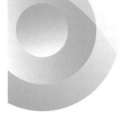

特集／オキュラーサーフェス診療の基本と実践

オキュラーサーフェスの構成と機能

小幡博人*

OCULISTA

Key Words： オキュラーサーフェス(ocular surface)，角膜(cornea)，涙腺(lacrimal gland)，機能的ユニット (functional unit)，反射ループ(reflex loop)

Abstract：オキュラーサーフェス(眼表面)の病態を考える際，角膜，結膜のみならず，涙腺，眼瞼，マイボーム腺，涙道等，オキュラーサーフェスに連続するすべての眼付属器の解剖と機能を考える必要がある．角膜は透明であることと形状が球面であることが大切である．結膜は，感染防御やオキュラーサーフェスを湿潤に保つために必要である．眼瞼の役割は，眼球を保護し，瞬目により涙液の産生を促し，涙液をオキュラーサーフェス全体に分配し，涙液の排出を促すことである．オキュラーサーフェスの組織は，解剖学的に連続しているだけではなく，神経，内分泌，免疫系等，多くの制御を局所的・全身的に受けている．

はじめに

オキュラーサーフェス(ocular surface)は，眼表面という意味であるが，かつては角膜と結膜を表す言葉であった．しかし，近年は，涙腺，眼瞼，マイボーム腺，涙道等，眼表面に連続するすべての眼付属器を含めた広義の意味で使用されるようになってきた(図1)．オキュラーサーフェスの最も重要な意義は，視機能の最前線に位置する角膜の光学的な質が担保されることである．そのためには，オキュラーサーフェスの表面は涙液で覆われている必要がある．涙液は，涙腺，マイボーム腺，結膜杯細胞から分泌され，眼瞼の瞬目によって，角結膜全体に分配され，涙道に流れていく．これらの涙腺，眼瞼，結膜，角膜，涙道を一連の機能的ユニット(functional unit)として考えることの重要性が提唱されてきた[1]~[4]．オキュラーサーフェスの組織は，解剖学的に上皮が連続しているだけではなく，神経，内分泌，免疫系等，多

くの制御を局所的・全身的に受けている(neuro-endocrine immune network)．本稿では，解剖や組織に基づき，オキュラーサーフェスの構成と機能について概説する．

角膜の解剖と機能

角膜の役割は，水晶体とともに，眼外の光を屈折させ網膜に集光させることである．そのためには，角膜は透明であることと，形状が球面であることが必要である．角膜の曲率半径は個人差があるが，前面約7.7 mm，後面約6.6 mm，屈折率は約1.33である．角膜の横径は11~12 mmである．角膜の厚さは中央で約520 μm であり，周辺部では約670 μm と厚くなる．角膜の形状は非球面で，中心から周辺に向かって徐々に曲率半径が大きくなる．角膜前面の屈折力は約+48 D，角膜後面の屈折力は約-6 D で，角膜前面の屈折力は眼球全体の屈折力のなかで最も大きい．特に角膜前面の中央直径約4~5 mm の範囲はoptical zone と呼ばれ，光学的に重要である．この部分の障害は著しい視機能障害をもたらす．

* Hiroto OBATA，〒350-8550　川越市鴨田1981　埼玉医科大学総合医療センター眼科，教授

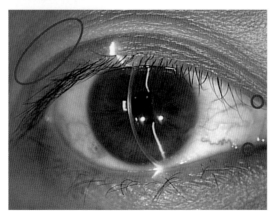

図 1.
オキュラーサーフェスの考え方
角膜は透明かつ球面であることが重要である．角膜の上方は上眼瞼が覆っている．オキュラーサーフェスは常に涙液で覆われているが，その由来は，涙腺（赤丸），マイボーム腺，結膜の杯細胞である．眼瞼の役割は，眼球を保護することと，瞬目により涙液の分泌を促進し，涙液をオキュラーサーフェス全体に分配することである．涙液は涙点（青丸）から涙道へ流れて行く．オキュラーサーフェスは眼球運動にも対応する必要がある．このように，涙腺，眼瞼，結膜，角膜，涙道を一連の機能的なユニットとして考えることが大切である．

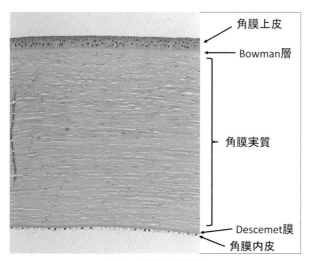

図 2. 角膜の組織像
組織学的に，角膜上皮，Bowman 層，角膜実質，Descemet 膜，角膜内皮の 5 層に分けられるが，透明であることと，形状が球面であることが大切である．

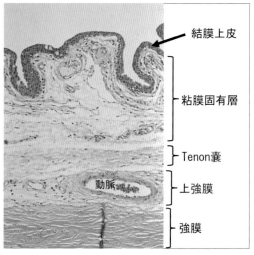

図 3. 球結膜の組織像
球結膜は上皮と疎な粘膜固有層からなる．その下に Tenon 嚢と上強膜がある．球結膜は眼球運動に対応するために可動性がある．

　角膜は組織学的に，角膜上皮，Bowman 層，角膜実質，Descemet 膜，角膜内皮の 5 層に分けられる[5]（図 2）．角膜上皮細胞は 5～6 層からなる非角化型の重層扁平上皮である．Bowman 層は微細なコラーゲン線維からなる無細胞性の均質な層で，約 10 μm の厚さがある．角膜実質は角膜厚の 90％を占め，構成成分は，角膜実質細胞とコラーゲンやプロテオグリカン等の細胞外マトリックスである．Descemet 膜は角膜内皮細胞が分泌する基底膜である．厚さは約 10 μm で，水晶体嚢とともに人体のなかで最も厚い基底膜の 1 つである．

　角膜内皮細胞は角膜の最内層に存在する単層の扁平な細胞で，六角形の形状をなし，敷石状に配列している．角膜内皮細胞密度は約 2,500～3,000 個/mm^{2}である．角膜内皮細胞の最も大切な機能は，角膜実質の水分を前房側へくみ出す，ポンプ機能である．細胞密度の著しい低下（約 500 個/mm^{2}以下）は水疱性角膜症の発症要因となる．

　角膜を支配する三叉神経の分枝である長後毛様体神経の枝は輪部から角膜に入り，角膜実質内前方 2/3 を走行し，Bowman 層を貫通した後，角膜上皮細胞の細胞間隙に神経叢を形成する．角膜の三叉神経は知覚をつかさどるのみならず，角膜の恒常性に重要である（後述）．

結膜の解剖と機能

　結膜は眼球と眼瞼を結ぶ薄い半透明の粘膜組織である．感染防御機構やオキュラーサーフェスを

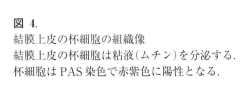

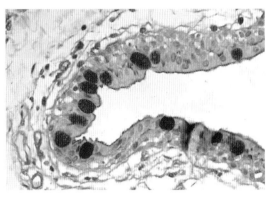

図 4.
結膜上皮の杯細胞の組織像
結膜上皮の杯細胞は粘液(ムチン)を分泌する.
杯細胞は PAS 染色で赤紫色に陽性となる.

角膜上皮

輪部上皮

結膜上皮

図 5.
角膜上皮，輪部上皮，結膜上皮の最表層の細胞の形態
角膜上皮，輪部上皮，結膜上皮の最表層の細胞の形態はそれぞれ異なる．細胞面積は角膜上皮が一番大きい．各細胞の分化の違いと 3 種類の細胞に棲み分けがあることを示している．ウサギの走査型電子顕微鏡像

湿潤に保つ働きがあり，眼球を外界から保護している．球結膜は，眼球運動に伴い可動性がなければならない．

結膜は組織学的に上皮と粘膜固有層からなる(図3)．結膜上皮は 3〜5 層の重層立方上皮である[6]．正常な結膜上皮は重層扁平上皮ではないが，ドライアイや摩擦等の刺激で扁平上皮化生を起こす．

結膜上皮内に杯細胞が散在していることは結膜の特徴である．杯細胞は粘液(ムチン)を分泌する(図4)．オキュラーサーフェスのムチンは，涙液の保持，潤滑剤，異物や微生物の除去等，オキュラーサーフェスを保護する役割を果たしている．杯細胞の分布は鼻下側に多いとされる．結膜上皮内には，抗原提示細胞である Langerhans 細胞やメラノサイトが散在する．

上皮下には粘膜固有層と呼ばれる線維性血管組織がある．粘膜固有層には，血管，リンパ管，神経，線維芽細胞のほか，リンパ球，形質細胞，肥満細胞等の免疫担当細胞が少数散在している．球結膜の粘膜固有層は疎な結合組織で可動性がある．結膜嚢の短縮や瞼球癒着では眼球運動障害が起こることがある．

オキュラーサーフェス上皮と幹細胞

オキュラーサーフェスの上皮は，角膜上皮，輪部上皮，結膜上皮の 3 種類である．上皮細胞の最表層の細胞を走査型電子顕微鏡で観察すると，それぞれの形態は異なる(図5)．各細胞の分化の違いと 3 種類の細胞に棲み分けがあることを示している．

角膜と強膜の境界・移行部は輪部と呼ばれ，ここに輪部上皮がある(図6)．輪部上皮の下に Bowman 層はなく，また結膜上皮の特徴である杯細胞もない．この輪部上皮の基底部に角膜上皮の幹細胞(stem cell)が存在する．輪部上皮が，外傷，化

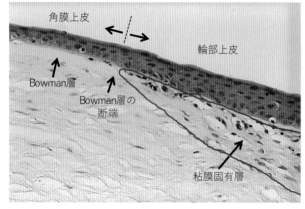

図 6.
輪部上皮の組織像
輪部上皮と角膜上皮の境界は Bowman 層の断端の部分に相当する. 輪部上皮は 6～10 数層の重層扁平上皮であり, 杯細胞は存在しない. 輪部上皮の基底部に角膜上皮の幹細胞が存在する.

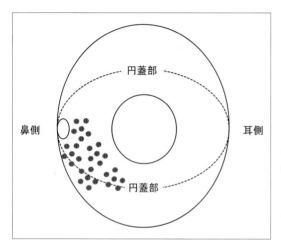

図 7.
結膜上皮の幹細胞
結膜上皮の幹細胞は, 球結膜, 瞼結膜, 円蓋部結膜のさまざまなところに散在しているが, 内眼角部と下方円蓋部に多いとされている. 結膜杯細胞の分布は鼻下側に多いという報告と類似している.

学傷, 熱傷, 粘膜類天疱瘡, Stevens-Johnson 症候群等により障害されると, 角膜上皮が再生せず結膜上皮が血管を伴って角膜上に侵入し, 重度の視力障害を生じる.

結膜上皮の幹細胞の存在部位に関しては, 今までいろいろな研究報告があったが, 現在では, 結膜上皮の幹細胞は, 球結膜, 瞼結膜, 円蓋部結膜のさまざまなところにあるが, 内眼角部と下方円蓋部に多いとされている(図7)[7]. この分布をみると, 1968 年 Kessing が報告した結膜杯細胞の分布は鼻下側に多いという図と類似している[8].

眼瞼とマイボーム腺の解剖と機能

眼瞼の役割は, 眼球を保護することと, 瞬目により涙液の産生を促し, 涙液をオキュラーサーフェス全体に分配し, 涙液の排出を促すことである. 瞬目の回数は 1 分間に約 12 回である. 眼瞼にはマイボーム腺や副涙腺という腺組織も存在し,

涙液の供給源でもある. 眼瞼は, 眼瞼皮膚や眼輪筋からなる眼瞼前葉と, 瞼板, マイボーム腺, 眼瞼結膜, 上眼瞼挙筋, Müller 筋, 副涙腺等からなる眼瞼後葉に分けられる(図8).

瞼板は密な膠原線維からなる厚さ約 1 mm の結合組織であり, 眼瞼皮膚に固さを与え眼瞼の形を作っている. 瞼板の幅は約 27 mm で, 瞼板の中央の高さは, 上眼瞼で 10 mm, 下眼瞼で 5 mm である. 上眼瞼には眼瞼を挙上する上眼瞼挙筋や Müller 筋が存在し, 瞼板に付着している. 瞼板は瞼結膜を介して眼球表面に接しており, 眼球の形状に沿うように弯曲している. 瞼板の変形はオキュラーサーフェスとの摩擦を増す可能性がある.

下眼瞼には下眼瞼を支える下眼瞼牽引筋腱膜がある. それは下直筋の筋膜から発する線維で, 下斜筋を包むようにして Lockwood 靱帯から瞼板へ向かう. この線維の一部は, 下円蓋部結膜へと及び, 円蓋部が浅くならないように保持している.

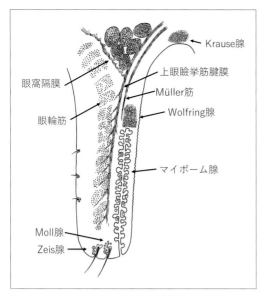

図 8. 眼瞼の解剖

眼瞼は，皮膚や眼輪筋からなる眼瞼前葉と，瞼板，マイボーム腺，上眼瞼挙筋の腱膜，Müller筋，眼瞼結膜からなる眼瞼後葉に分けられる．副涙腺である Wolfring 腺は瞼板に隣接して存在し，Krause 腺は結膜円蓋部に存在する．

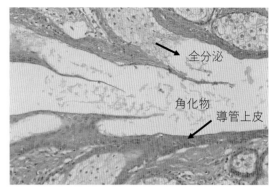

図 9. マイボーム腺の組織像

マイボーム腺は脂質を含む多数の腺細胞と導管からなり，腺細胞は自ら破裂し細胞質中の脂質が導管に排出される（全分泌形式）．導管の上皮は角化型重層扁平上皮である．分泌物には，脂質のほかに，角化物や細胞残渣が含まれる．

下眼瞼牽引筋腱膜の断裂は，下眼瞼内反や円蓋部が挙上した結膜弛緩症を引き起こすことがある．

　瞼板のなかには脂質を分泌するマイボーム腺が存在する．マイボーム腺は，瞼板のなかを垂直に走る長い導管と多数の腺房からなる（図9）[9]．導管の数は，上眼瞼で約 25〜30 個，下眼瞼で約 20〜25 個である．マイボーム腺は涙液の油層の供給源として重要である．この油層は，涙液の表面張力の低下，涙液の蒸発防止等，涙液の膜としての安定性に必要である．また，マイボーム腺から分泌される脂質は，眼瞼縁において疎水性のバリアーを作り，皮膚表面の脂質がオキュラーサーフェスに侵入するのを防ぎ，また涙液が下眼瞼縁からこぼれるのを防いでいると考えられている．

眼瞼縁の上皮

　眼瞼縁の上皮は，マイボーム腺開口部の後方で，皮膚の表皮から結膜の粘膜上皮に移行し，その境界は粘膜皮膚移行部（mucocutaneous junction：MCJ）と呼ばれている．近年，MCJ の後方で眼球に接触する瞼縁内側（lid wiper 部）の上皮

は，重層化した非角化型上皮に房状の杯細胞や上皮の陰窩に杯細胞を有する特殊な上皮であることが報告された（図10）[10][11]．その特徴は，上皮細胞が 8〜15 層と重層性が増していること，角化していないこと，房状（クラスター状）の杯細胞や上皮が陥入した陰窩に杯細胞が存在すること等である．瞼縁内側の上皮に杯細胞が豊富であるということは，瞬目時にオキュラーサーフェスの潤滑剤の役割を果たしている可能性がある．

涙腺の解剖と機能

　ヒトの涙腺は，主涙腺と副涙腺に大別される．主涙腺は，眼窩前方の上外側に存在する[12]（図11）．上眼瞼挙筋の腱膜によって眼瞼部と眼窩部に分けられる．眼瞼部は腱膜の下方に位置し，結膜円蓋部に接する．結膜円蓋部に眼瞼部と眼窩部からの排出導管が開口し，涙液が排出される．涙液にはさまざまな物質が含まれ，オキュラーサーフェスの保護，栄養，潤滑剤の役割をしている．

　涙腺を構成する重要な細胞は，腺房細胞，腺房細胞を取り囲むように存在する筋上皮細胞，導管細胞の 3 種類である．筋上皮細胞は腺房の収縮に関与する．腺房細胞には多数の分泌顆粒が存在する（図 12）．神経支配は，三叉神経，副交感神経，交感神経の 3 種類である．求心性の感覚神経として，三叉神経第 1 枝の分枝である涙腺神経が涙腺

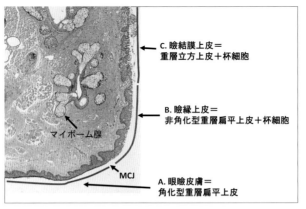

図 10. 瞼縁の上皮の特殊性
眼瞼の上皮には，眼瞼皮膚の表皮(A)と瞼結膜の上皮
(C)の間に，もう1種類特殊な上皮(B)がある．その特
殊な上皮とは MCJ(粘膜皮膚移行部)の後方で，眼球と
接する瞼縁内側の部分(lid wiper 部)である．

（文献 11 より引用改変）

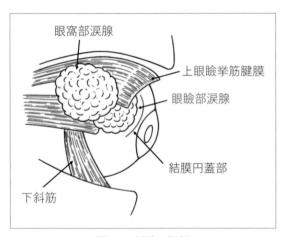

図 11. 涙腺の解剖
主涙腺は上眼瞼挙筋の腱膜によって眼瞼部と眼窩
部に分けられる．眼瞼部は結膜円蓋部と接してい
る．右眼窩の模式図.

に分布している．一方，中枢から涙腺へと向かう
遠心性の神経として交感神経と副交感神経がある
が，副交感神経が発達している．

副涙腺は結膜下にみられる小さな涙腺組織であ
り，Wolfring 腺と Krause 腺がある．Wolfring 腺
は瞼板の縁，Krause 腺は結膜円蓋部に存在する
(図8).

主涙腺や副涙腺の導管は結膜表面に開口し，涙
液を排出している．結膜が瘢痕化するような疾患
(Stevens-Johnson 症候群，眼類天疱瘡，chemical
burn 等)では導管開口部の閉塞による重症ドライ

アイとなる炎症，角化，手術侵襲等で導管の開口
部が障害されると，閉塞性ドライアイになる．

オキュラーサーフェスの粘膜免疫，神経，内分泌

オキュラーサーフェスは常に抗原にさらされて
いる．オキュラーサーフェスは粘膜であり，粘膜
の防御機構，すなわち，粘膜免疫(mucosal immu-
nity)が大切である．粘膜免疫システムとして，
MALT(mucosa-associated lymphoid tissue：粘
膜関連リンパ組織)と呼ばれる局所免疫システム
が構築されている．眼の場合，CALT(conjunc-
tiva-associated lymphoid tissue：結膜関連リンパ
組織)と呼ばれてきたが，涙腺や涙道も含めて，近
年，EALT(eye-associated lymphoid tissue：眼関
連リンパ組織)と提唱された[13][14]．粘膜免疫の代表
的なものとして，古くから抗原特異的分泌型 IgA
の応答がある．眼の場合，結膜の抗原提示細胞が
リンパ球を活性化し，所属リンパ節でリンパ球が
分化，リンパ球は実行組織へホーミング現象で移
動する(図13)．実行組織とは涙腺で，涙腺で形質
細胞が IgA を産生し，腺房細胞を経て，涙液中に
分泌型 IgA を放出する．近年，涙腺のみならず，
結膜にも IgA 産生細胞が存在し，secretory com-
ponent(SC)や J 鎖の発現もあり，結膜から分泌型
IgA が分泌されていることが示唆された[14]．結膜
も涙腺も連続した組織であり，リンパ球のホーミ

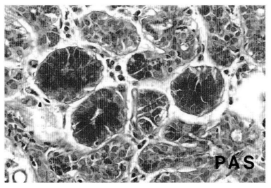

図 12. 涙腺の腺房細胞
腺房細胞の細胞質には多数の PAS 染色陽性の
分泌顆粒がみられる.

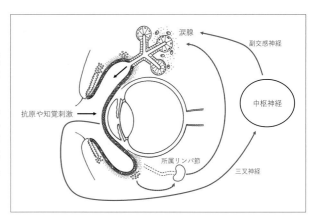

図 13.
オキュラーサーフェスの粘膜免疫と神経
オキュラーサーフェスが抗原に曝露されると,結膜の抗原提示細胞がリンパ球を活性化し,所属リンパ節に移動する.所属リンパ節でリンパ球が分化し,リンパ球は実行組織(涙腺,結膜)へホーミング現象で移動する(赤線).涙腺から分泌型 IgA が分泌されるのは古くから知られる粘膜免疫である.角膜の神経に加わる知覚刺激は中枢神経に伝達され,副交感神経を刺激し,涙腺からの涙液の分泌を促進している(reflex loop,青線).

ング先として一連のユニットとして機能していると考えられる.

　もう1つ,オキュラーサーフェスの恒常性に重要なのは,神経の存在である.角膜を支配する三叉神経は痛覚のみならず,触覚,温度覚,圧覚を持っているとされる.これらの刺激は中枢神経に伝達され,副交感神経を刺激し,涙腺からの涙液の分泌を促進している(反射ループ,reflex loop)[15].また,顔面神経と上位中枢による瞬目は,涙腺,マイボーム腺,結膜杯細胞からの水分,脂質,ムチンの分泌を促している.知覚過敏や疼痛コントロールシステムの異常は神経障害性疼痛(neuropathic pain)を起こし,不定愁訴との関連が示唆されている.角膜の三叉神経が障害されると(corneal nerve dysfunction),ドライアイや神経麻痺性角膜症(neurotrophic keratopathy)を起こすことがある.神経麻痺性角膜症を起こす原因は末梢性,中枢性の2つに大別される.末梢性の

原因として角膜ヘルペスが最も多く,その他に LASIK 等,眼の手術,コンタクトレンズ装着,点眼薬の長期使用,外傷等が挙げられる.中枢性の原因としては聴神経腫瘍に合併するものが最も多く,その他に脳外科手術,脳動脈瘤,脳梗塞,糖尿病等が挙げられる.

　最後になるが,涙腺やマイボーム腺は性ホルモン依存性組織といわれており,ドライアイは女性に多い等の性差と関連があると考えられている.

文　献

1) Stern ME, Beuerman RW, Fox RI, et al：The pathology of dry eye：the interaction between the ocular surface and lacrimal glands. Cornea, **17**：584-589, 1998.
2) Gibson IK：The ocular surface：the challenge to enable and protect vision. the Friedenwald Lecture. Invest Ophthalmol Vis Sci, **48**：4391-4398, 2007.

3) Dartt DA：Neural regulation of lacrimal gland secretory processes：Relevance in dry eye diseases. Prog Retin Eye Res, **28**：155-177, 2009.

4) Suzuki T, Teramukai S, Kinoshita S：Meibomian glands and ocular surface inflammation. Ocul Surf, **13**：133-149, 2015.

5) 小幡博人：角結膜の解剖. 眼科手術, **34**：151-158, 2021.

6) 小幡博人：結膜の解剖・生理・創傷治癒. 眼手術学4 角膜・結膜・屈折矯正(西田幸二, 横井則彦, 前田直之編). 文光堂, pp. 226-231, 2013.

7) Stewart RMK, Sheiridan CM, Hiscott PS, et al：Conjunctival stem cells are predominantly located in the medial canthal and inferior forniceal areas. Invest Ophthalmol Vis Sci, **56**：2021-2030, 2015.
   Summary 結膜の幹細胞は内眼角と下方円蓋部に多いと報告した文献.

8) Kessing SV：Mucous gland system of the conjunctiva. A quantitative normal anatomic study. Acta Ophthalmol, **98**(Suppl)：1-133, 1968.
   Summary 結膜の杯細胞の分布を示した長い論文. 古くから引用される有名な文献.

9) Obata H：Anatomy and histopathology of human meibomian gland. Cornea, **21**：S70-S74, 2002.

10) Knop N, Korb DR, Blackie CA, et al：The lid wiper contains goblet cells and goblet cell crypts for ocular surface lubrication during the blink. Cornea, **31**：668-679, 2012.

11) 小幡博人：眼瞼縁の上皮の特殊性. あたらしい眼科, **33**：401-402, 2016.

12) 小幡博人：涙腺の解剖と生理. 眼手術学1 総論・眼窩(大鹿哲郎, 後藤 浩編). 文光堂, pp. 214-216, 2014.

13) Knop E, Knop N：Influence of the eye-associated lymphoid tissue(EALT)on inflammatory ocular surface disease. Ocul Suf, **3**(4 Suppl)：S180-186, 2005.

14) Knop E, Knop N, Claus P：Local production of secretory IgA in the eye-associated lymphoid tissue(EALT)of the normal human ocular surface. Invest Ophthalmol Vis Sci, **49**：2322-2329, 2008.

15) Labetoulle M, Baudouin C, Calonge M, et al：Role of corneal nerves in ocular surface homeostasis and diseases. Acta Ophthalmol, **97**：137-145, 2019.
   Summary オキュラーサーフェスの恒常性における角膜の神経の役割について解説した最近の総説. Corneal nerve dysfunction という言葉が新鮮である.

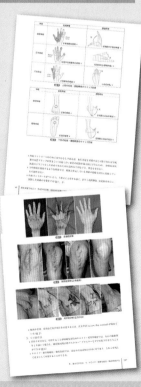
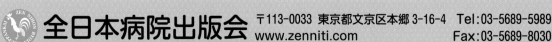

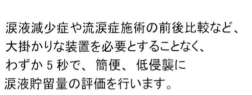
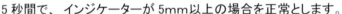
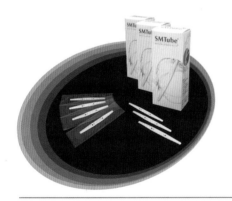

MB OCULI. No. 100：11－20, 2021

特集／オキュラーサーフェス診療の基本と実践

ドライアイ

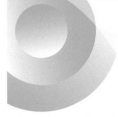

山口昌彦*

Key Words： ドライアイ(dry eye)，tear film breakup pattern：BUP，tear film oriented therapy：TFOT，上輪部角結膜炎(superior limbic keratoconjunctivitis)，lid-wiper epitheliopathy，糸状角膜炎(filamentary keratitis)

Abstract： 2016 年にドライアイ診断基準が改訂された．ドライアイは「さまざまな要因により涙液層の安定性が低下する疾患であり，眼不快感や視機能異常を生じ，眼表面の障害を伴うことがある」と定義され，自覚症状と BUT(tear film breakup time) 5 秒以下の 2 つを満たせばドライアイと診断されるようになった．自覚症状の聴取には種々の問診票が開発され，涙液安定性の評価にはフルオレセイン染色による BUT の測定が必須であり，加えて BUP(tear film breakup pattern)を評価して，涙液層別診断(tear film oriented diagnosis：TFOD)を行い，涙液層別治療(tear film oriented therapy：TFOT)を行うことが提唱されている．また，眼表面は常に瞬目摩擦の影響を受け，ドライアイの存在下では，瞬目摩擦は角結膜上皮障害を悪化させ，痛み関連の自覚症状を増悪させる．瞬目摩擦関連疾患としては，上輪部角結膜炎，lid-wiper epitheliopathy，糸状角膜炎等があり，液層(水層＋ムチン層)を改善して摩擦を軽減させるジクアホソルナトリウム点眼やレバミピド点眼が効果を発揮する．

はじめに

近年，世界的にドライアイの有病率は増加しており，2010 年前後に行われた本邦での疫学調査(Koumi study)では，40 歳以上の男性 12.5％，女性 21.6％が罹患していることが示された[1]．また，ドライアイを発症する背景も時代の流れとともに変遷し，近年では visual display terminal(VDT)作業，コンタクトレンズ装用，加齢等が危険因子として挙げられ，本邦でもドライアイの定義と診断基準はおよそ 10 年ごとに改訂されている．2016年には，ドライアイは「さまざまな要因により涙液層の安定性が低下する疾患であり，眼不快感や視機能異常を生じ，眼表面の障害を伴うことがある」と定義され，眼不快感や視機能異常等の自覚

症状と BUT(tear film breakup time) 5 秒以下の 2つを満たせばドライアイと診断されるようになった[2]．この背景には，角結膜上皮障害を認めないが自覚症状を強く訴える BUT 短縮型ドライアイ[3]の存在がクローズアップされるようになり[4]，涙液層の安定性低下がドライアイのコアメカニズムとして位置付けられていることがある．

また，人間は毎分約 10〜20 回の自発性瞬目を行い，瞬目のたびに眼瞼の内面と眼表面との間に摩擦が生じてドライアイの病態を修飾する．涙液は瞬目の働きによって眼表面に拡散し，その後涙点から排出され，常に新鮮な涙液層が眼表面上に安定して形成される．つまり，健常時には適度な瞬目摩擦が眼表面の恒常性維持に一役買っているが，さまざまな原因によって瞬目摩擦が亢進すると，涙液および角結膜上皮に影響を及ぼしてドライアイの病態を悪循環させる．

* Masahiko YAMAGUCHI, 〒790-0024 松山市春日町 83 愛媛県立中央病院眼科，主任部長

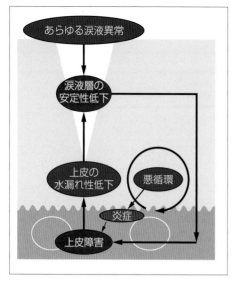

図 1.
涙液安定性低下からはじまるドライアイ
あらゆる涙液異常によって生じる涙液安定性低下が
ドライアイのコアメカニズムであり，ドライアイの
病態を悪循環へ陥れる．

（文献 5 より許可を得て転載）

　本稿では，ドライアイ診断において欠かすこと
のできない涙液安定性の評価法とそれに基づいた
治療，さらにドライアイに伴って悪化する瞬目摩
擦関連疾患の診断と治療について述べる．

ドライアイの病態

　2016 年のドライアイ診断基準改訂では「ドライ
アイはさまざまな要因により涙液層の安定性が低
下する疾患」と定義され，涙液層の安定性低下が
ドライアイ発症のコアメカニズムとして盛り込ま
れている．つまり，さまざまな原因による涙液層
安定性の低下がドライアイの病態の最上流に位置
し，涙液層安定性の低下が持続することによって
角結膜上皮障害が生じ，上皮障害の悪化がさらに
涙液層安定性の低下を助長するという悪循環が発
生する．その結果，二次的に眼表面に炎症が生じ，
その炎症が涙液層安定性の低下や角結膜上皮障害
を増悪させ，悪循環のサイクルをも加速させると
考えられている[4)5)]（図 1）．
　一方，眼表面は常に「瞬目」という物理現象の影
響を受け，瞬目時の摩擦がドライアイの病態を修
飾している．涙液が量的，質的に正常であれば，
瞬目は眼表面における涙液の拡散，排出に寄与す
るが，涙液異常の存在下では瞬目による摩擦はド
ライアイの病態を悪化させ，眼痛や異物感等，痛
みの自覚症状を増悪させる．

　また，ドライアイは乾燥感や異物感を自覚症状
に持つ眼表面疾患である．これらの自覚症状の出
現には，角膜知覚神経，すなわち三叉神経線維終
末の 3 つの受容器（機械的刺激受容器，ポリモダル
神経受容器，冷感受容器）[6)]が関与し，最近の研究
によれば，ドライアイの臨床所見と自覚症状の乖
離を生む原因になっているとされている[7)]．世界
ドライアイワークショップ DEWSⅡにおけるド
ライアイの定義には，ドライアイの原因の 1 つと
して "neurosensory abnormalities" が含まれてお
り，ドライアイの病態に角膜知覚が複雑に関与す
ることが示されている[8)]．

自覚症状の聴取

　2016 年の診断基準改訂により，ドライアイ診断
における自覚症状の聴取はさらに重要性を増し
た．ドライアイの自覚症状はさまざまで個人差が
大きく，他覚検査所見と相関しにくいことがよく
いわれているが，診察時にドライアイを想定する
第一歩は間違いなく問診による自覚症状の把握で
ある．近年，ドライアイは健康関連 Quality of life
(HRQL)に負の影響を及ぼす疾患としてとらえら
れており，本邦で開発した DEQS(dry eye-
related quality of life score questionnaire[9)]等，計
量心理学的検証も含めて開発プロセスが論文化さ
れているものはおよそ 6 つ(表 1)ある．そのなか

表 1. 開発プロセスが論文化されているドライアイ質問票

名　称	項目数	評価内容
OCI (Ocular Comfort Index)	12	症状
OSDI (Ocular Surface Disease Index)	12	症状 HRQL
IDEEL (Impact of Dry Eye on Everyday Life)	57	症状 HRQL
NEI-VFQ25 (National Eye Institute Visual Function Questionnaire 25)	25	HRQL
DEQS (Dry Eye-related Quality of Life Score Questionnaire)	15	症状 HRQL
UNC DEMS (University of North Carolina Dry Eye Management Scale)	1	症状 HRQL

HRQL：Health-related quality of life（健康関連 QOL）

で日本語での妥当性が検証されているのは DEQS と NEI-VFQ25 の 2 つである.

フルオレセイン染色による涙液層安定性の評価

2016 年診断基準では涙液異常の評価が BUT：5 秒以下のみとなった. BUT の測定は, 通常フルオレセイン染色を用いて行われるが, その際, 点眼するフルオレセイン染色液を最小限にとどめることが肝要である. 3 回測定し平均 BUT をとる.

近年, BUT 測定に加えて, tear film breakup pattern（BUP）を用いた涙液層安定性の評価法が提案されている. BUP による評価の利点は, 涙液を各層別に診断し, ドライアイを 3 つのサブタイプに分類できることである[10)11)]. BUP は現在 6 パターン[11)]（図 2）が存在し, area break, line break を示せば涙液減少型, spot break, dimple break, line break with rapid expansion（rapid expansion of the break）を示せば表面水濡れ性低下型, random break を示せば蒸発亢進型に分類される. 涙液減少型とは, シェーグレン症候群に代表されるような涙液分泌機能が障害されているタイプである. 表面水濡れ性低下型とは, 涙液分泌能は保たれているのに角膜表面の水濡れ性を保持するために必要な膜型ムチン（MUC16 等）が不足しているために涙液層が不安定になってブレークしてしまうタイプである. 蒸発亢進型とは, マイボーム腺

機能不全に代表されるような油層の障害, あるいは分泌型ムチン（MUC5AC 等）の不足による液層（水層＋ムチン層）の障害等により, 瞬目して開瞼後にいったんは安定した涙液層が過剰に蒸発するタイプである.

ちなみに, 2006 年診断基準には入っていたシルマーテスト I 法（点眼麻酔なしで行う）は, 2016 年基準では削除されてしまい, 現代のドライアイ診断におけるシルマーテストの重要性は低くなった. その理由として, 検査自体の侵襲性や正確性の問題もあるが, シルマーテストが正常でも BUT が短縮している, いわゆる BUT 短縮型ドライアイの存在がクローズアップされてきたことが挙げられる[4)].

ノン・フルオレセイン染色による涙液層評価法

Non-invasive BUT（NIBUT）のようにフルオレセイン染色を施さずに種々の機器を用いて非侵襲的に涙液層を評価する方法が数々考案されている[12)~16)]（表 2）. 現段階では高価で特別な機器を要するものもあるため汎用されてはいないが, 将来的には医師が診察室で細隙灯顕微鏡検査を行う前にドライアイの診断がついてしまう時代が来るかもしれない.

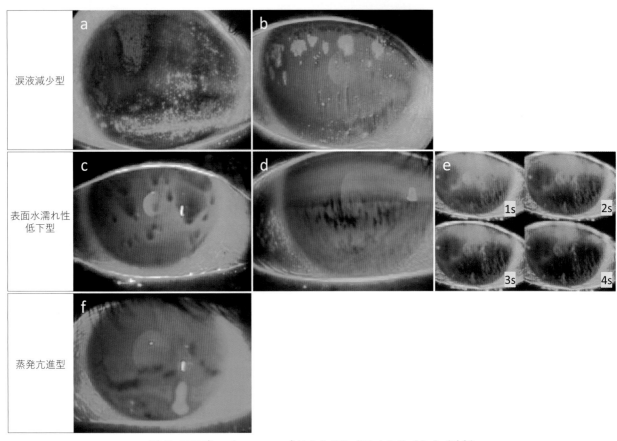

図 2. BUP(breakup pattern)によるドライアイのサブタイプ分類
a：Area break　　b：Line break
c：Spot break　　d：Dimple break　　e：Line break with rapid expansion
f：Random break

Area, line パターンを示す場合は涙液減少型, spot, dimple, line break with rapid expansion パターンを
示す場合は表面水濡れ性低下型, random パターンを示す場合は蒸発亢進型の病態が考えられる.

表 2. ノン・フルオレセイン染色による各種涙液層評価法

機種	技法	メーカー
DR-1α	インターフェロメトリー	㈱興和
RT7000-TSAS	角膜トポグラフィー	㈱TOMEY
Keratograph 5M	角膜トポグラフィー	㈱OCULUS
KR-1W	波面収差	㈱トプコン
Ocular Surface Thermographer	サーモグラフィー	㈱TOMEY

涙液層安定性の評価に基づいた
ドライアイ診断と治療(TFOD, TFOT)

　2010 年代初頭にジクアホソルナトリウム点眼液(以下, ジクアホソル)やレバミピド点眼液(以下, レバミピド)が登場し, 我が国におけるドライアイ治療はパラダイムシフトを迎えた. ジクアホソルとレバミピドの大きな特徴は, 涙液層の安定に欠かせない眼表面ムチンの増加作用を有することである. これらの点眼液により, 涙液層別治療, すなわち TFOT(tear film oriented therapy, 図3)の概念が我が国において浸透するようになっ

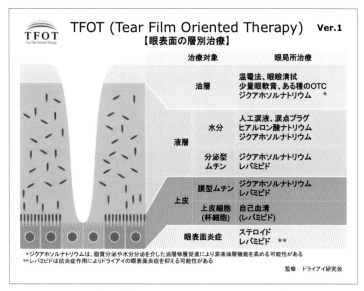

図 3. TFOT（tear film oriented therapy）
ジクアホソルナトリウム点眼とレバミピド点眼の上市により，涙液層別診断（tear film oriented diagnosis：TFOD）を行い，TFOT（涙液層別治療）を実践することが可能になってきた．

た．先述した BUP や種々の機器を用いた涙液検査により，涙液層のどの部分が障害されているのかを明らかにする tear film oriented diagnosis（TFOD）を行い，TFOD に則った種々の点眼液や治療材料を用いて TFOT を実践する．勿論，理論通りの効果がみられない場合もあるが，TFOD，TFOT の概念は，ただ闇雲に点眼治療や涙点プラグ治療を行うのではなく，ドライアイの病態に基づいたドライアイ治療の重要性を示している．以下に TFOD で用いられる主な点眼液と治療材料について列記する．

1．ジクアホソルナトリウム点眼液（ジクアス®点眼液 3%）

ジクアホソルナトリウムは，$P2Y_2$受容体アゴニスト作用を有するジヌクレオチド誘導体で，$P2Y_2$受容体は眼組織に広く分布しており，眼表面では結膜（上皮および杯細胞），角膜（上皮および内皮），マイボーム腺に存在する．ジクアホソルは，結膜上皮細胞および杯細胞の$P2Y_2$受容体に作用して，結膜上皮細胞内の細胞外への水の移動を促進し，杯細胞内のムチン（MUC5AC）を分泌させて涙液層の液層（水層＋ムチン）を改善させ，BUT の延長，角結膜上皮障害の修復により，ドライア

イの自覚症状を長期的に改善させる効果がある[17]．また，培養角膜上皮では，角膜上皮細胞における膜結合型ムチン（MUC1，MUC4，MUC16）が mRNA レベルで作用後 3 時間をピークに濃度依存的に増加することが示されており[18]，膜型ムチン欠乏が原因と推測される表面水濡れ性低下型ドライアイへの治療効果も示されている[19]．

2．レバミピド点眼液（ムコスタ®点眼液 UD 2%）

レバミピドは，胃炎や胃潰瘍に対する胃粘膜修復作用を持つ錠剤として広く臨床で用いられており，ドライアイ動物モデルに対するレバミピド点眼製剤の実験においても，角結膜上皮障害の改善[20]，結膜杯細胞の増加や角結膜ムチン量の増加[21]が明らかとなり，臨床治験で有効性も確認されている[22]．またレバミピドには，抗炎症作用，フリーラジカル産生抑制および消失作用が実験的に確認されており，ドライアイだけではなく，ドライアイが関連した角結膜上皮障害，特に瞬目摩擦関連疾患（後述）への有効性も示されている．

3．涙点プラグ

重症の涙液減少型ドライアイでは，上下涙点の同時閉鎖により角結膜上皮障害，自覚症状が短期

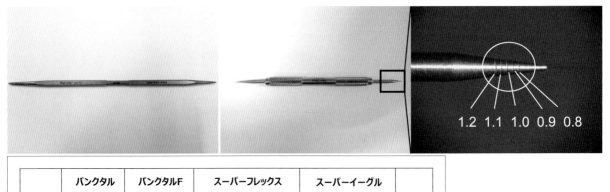

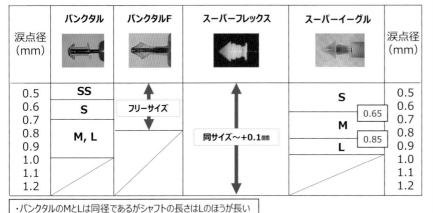

涙点径 (mm)	パンクタル	パンクタルF	スーパーフレックス	スーパーイーグル		涙点径 (mm)
0.5	SS	↑		S		0.5
0.6	S	フリーサイズ				0.6
0.7		↓			0.65	0.7
0.8	M, L		同サイズ～+0.1mm	M		0.8
0.9					0.85	0.9
1.0				L		1.0
1.1						1.1
1.2						1.2

・パンクタルのMとLは同径であるがシャフトの長さはLのほうが長い
・パンクタルFは0.4mm径にも対応できる
・スーパーフレックスは0.4～1.3mmまで0.1mm stepである

a	b
c	

図 4. 主なシリコーン製涙点プラグと涙点ゲージ
スーパーマルチゲージ(a)や大高氏プラグゲージ(b)等を用いて涙点径を測定した後,
サイズマッチした涙点プラグを選択(c)して挿入する.

間のうちに著明に改善することが多い. SPK が瞳孔領に著明に存在して視機能異常を訴える場合でも, SPK の改善とともに視機能の改善も得られる. 挿入前に必ず涙点径を涙点ゲージ(図 4-a, b)で確認し, 適切なサイズのプラグを挿入することで脱落を可能な限り抑える(図 4-c).

瞬目摩擦関連疾患(blink-related frictional ocular surface diseases : BFOSD)

BFOSD は, ドライアイを合併しない場合, 甲状腺眼症にみられる上輪部角結膜炎(superior limbic keratoconjunctivitis : SLK)がよく知られている. 一方, ドライアイ(特に涙液減少型)を合併する場合においても, しばしば SLK 様の上方結膜上皮障害を認め, 瞬目時の摩擦亢進をうかがわせる. 眼表面の涙液量や涙液の粘性を保つムチン等が減少すると, 瞬目時に Kessing's space や lid-wiper(図5)における摩擦が亢進し, さまざまな眼表面障害が引き起こされる(表 3). 瞬目摩擦亢進によってドライアイの病態は悪循環に陥り, 角結膜上皮障害が増悪して眼痛や異物感等の自覚症状が重症化する.

1. 上輪部角結膜炎(superior limbic keratoconjunctivtis : SLK)

甲状腺眼症では, 眼球突出による眼瞼圧上昇が上輪部における局所的な瞬目摩擦を亢進させると考えられる. 我々はオリジナルの眼瞼圧測定装置を開発し[23], 甲状腺眼症を伴わない SLK において上眼瞼圧を測定したところ, SLK の grade が上がるにつれて上眼瞼圧は有意に上昇し, 上方結膜弛緩症の程度と SLK grade も有意に相関し, BUT や non-invasive BUT も SLK grade とともに短縮する傾向が認められた(未発表データ). すなわち, SLK の重症化に上眼瞼圧の上昇, 結膜弛緩症の重症化, 涙液安定性の低下が関与していることが推察された. SLK では, 一見, 角結膜上皮障害

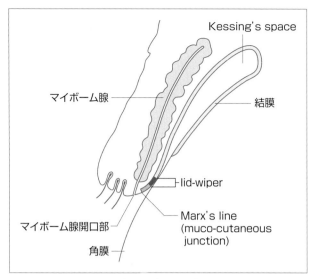

表 3. 瞬目摩擦関連疾患（または所見）

上輪部角結膜炎 （superior limbic keratoconjunctivitis：SLK）
LWE（lid-wiper epitheliopathy）
糸状角膜炎（filamentary keratitis）
涙液減少型ドライアイの瞼裂間結膜上皮障害
結膜下出血
SCL 装用者の輪状結膜上皮障害

図 5. 眼瞼と眼表面の断面解剖図

眼瞼縁には眼表面と密着している"lid-wiper"という眼
瞼結膜の箇所があり，瞬目時に最も摩擦を及ぼしあって
いると推測される．一方，眼球結膜と眼瞼結膜の間には
Kessing's space と呼ばれる空間があり，涙液が介在する
ため，瞬目時の摩擦は軽減されていると推測される．

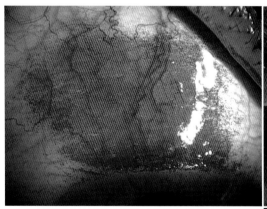

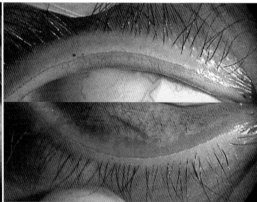
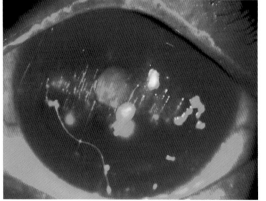

図 6.

瞬目摩擦関連疾患

　　a：上輪部角結膜炎（SLK）．上方結膜の限局的
　　　な染色強陽性（この場合，ローズベンガル染
　　　色），上方結膜充血および上輪部組織の隆起
　　　（ridge）を認める．

　　b：Lid-wiper epitheliopathy（LWE）．上下眼瞼
　　　縁結膜に帯状の染色（この場合，リサミング
　　　リーン B 染色）を認める．上 LWE は一部棘上
　　　の染色を示し，瞬目摩擦の影響がうかがえる．

　　c：糸状角膜炎（filamentary keratitis）．シェー
　　　グレン症候群の涙液減少型ドライアイにみら
　　　れた糸状角膜炎

のない BUT 短縮型ドライアイにみえるが，上眼瞼を引き上げてみると上輪部より上方の結膜血管が充血し，上方結膜に限局的な染色所見を認め，上眼瞼を翻転して結膜を観察すると充血や乳頭増殖等の炎症所見もみられることがしばしばある．重症化すると上輪部の ridge（隆起）が認められるようになる（図6-a）．

SLK の摩擦亢進機序には涙液安定性低下も関与していると考えられるため，眼表面ムチンの増加をはかることによって涙液安定性を向上させて眼表面濡れ性を改善させる点眼薬，レバミピドやジクアホソルが有効である．軽症例ではそれぞれの単独投与で効果を示すが，中等症以上ではレバミピドとジクアホソルによるコンビネーション療法が有効である．また，高度な上方結膜弛緩症がSLK 発症に関与していると診断される場合は，弛緩結膜の切除法[24]や縫着法[25]等の外科的治療が有効である．

2．Lid-wiper epitheliopathy（LWE, 図6-b）

LWE は，ドライアイ患者では正常者の約6倍認められ[26]，上眼瞼だけでなく下眼瞼にも LWE 様の所見が認められ[27]，下眼瞼 LWE の発症には下眼瞼圧上昇が影響していることが示唆されている[28]．LWE が CL 装用者，特に SCL 装用において発症しやすいのは，SCL が lid-wiper-眼球間に介在することによって，両者間がよりタイトな状態になり，また SCL 表面は乾燥しやすく，摩擦係数が高くなることが原因であると推察される．ドライアイ患者において LWE の頻度が上昇するのも介在する涙液量の欠乏が一因と考えられる．若年者では高頻度に LWE を認める[27]ものの症状に乏しく，ドライアイがない場合は LWE が存在しても症状発現につながらない可能性がある．Lid-wiper における知覚がどの程度鋭敏なのかは不明であり，LWE 単独による自覚症状発現についても不明である．ただ，摩擦亢進によって LWE がみられるようになり，治療によって LWE 所見が改善して症状も緩和されるため，LWE は抗摩擦治療の良いメルクマールになると思われる．

CL 装用者の LWE は CL 装用中止により軽快または消失する．非 CL 装用者の LWE に対しては，SLK と同様，涙液の潤滑性を上げるジクアホソルやレバミピドが有効である．

3．糸状角膜炎（filamentary keratitis, 図6-c）

糸状角膜炎は，遷延する角膜上皮障害を起点にして角膜上皮細胞がコアとなり，その周囲にムチン等が絡みついて角膜糸状物が形成されて発症する[29]．また，眼表面炎症によるムチン分泌増加，涙液減少による涙液クリアランス低下，眼瞼下垂や眼瞼内反症等による lid-wiper での摩擦亢進および Kessing's space における局所的涙液クリアランスの低下等が複雑に関与して重症化，遷延化する．

SCL による角膜表面のバンデージは有効であるが，長期装用による角膜感染症が懸念される．レバミピドには，角膜上皮バリア機能保護作用，抗炎症作用，杯細胞増殖によるムチン分泌促進等の薬理作用があり，継続的な投与で糸状角膜炎を寛解させることが可能である[30]．一方，同じく眼表面ムチンを増加させて涙液の潤滑性を上げると考えられるジクアホソルを糸状角膜炎の治療に使用すると，かえって悪化させる場合があると報告されており[31]，注意を要する．また，眼瞼下垂や眼瞼内反症を合併する例で難治性の糸状角膜炎を認めることがあり，糸状角膜炎の改善にこれらの手術療法を必要とする場合もある[32]．

おわりに

ドライアイのコアメカニズムとして，涙液層安定性の低下は最重要ポイントである．現在のドライアイ診療では，従来からの BUT 測定に加えてbreakup pattern（BUP）を評価し，涙液減少，表面水濡れ性低下，涙液蒸発亢進の病態を見極めて涙液層別治療（TFOT）を行うことが提唱されている．また，眼表面は常に瞬目摩擦の影響を受け，ドライアイの存在下では瞬目摩擦が亢進して，瞬目摩擦関連疾患（BFOSD）を引き起こす．BFOSDは難治性の場合もあるが，ジクアホソル点眼やレ

バミピド点眼を用いて涙液の潤滑性を上げ，瞬目摩擦を下げることが最も容易でかつ効果的な治療になりうる．

文　献

1) Uchino M, Nishiwaki Y, Michikawa T, et al：Prevalence and risk factors of dry eye disease in Japan：Koumi study. Ophthalmology, **118**：2361-2367, 2011.

2) 島﨑　潤，横井則彦，渡辺　仁ほか，ドライアイ研究会：日本のドライアイの定義と診断基準の改訂（2016年版）．あたらしい眼科，**34**：309-313，2017.

3) Toda I, Shimazaki J, Tsubota K：Dry eye with only decreased tear break-up time is sometimes associated with allergic conjunctivitis. Ophthalmology, **102**：302-309, 1995.

4) Yokoi N, Uchino M, Uchino Y, et al：Importance of tear film instability in dry eye disease in office workers using visual display terminals：the Osaka study. Am J Ophthalmol, **159**：748-754, 2015.

5) 横井則彦，坪田一男：ドライアイのコア・メカニズム―涙液安定性仮説の考え方．あたらしい眼科，**29**：291-297，2012.

6) Belmonte C, Aracil A, Acosta MC, et al：Nerves and sensations from the eye surface. Ocul Surf, **2**：248-253, 2004.

7) Galor A：Painful dry eye symptoms：A nerve problem or a tear problem? Ophthalmology, **126**：648-651, 2019.

8) Craig JP, Nichols KK, Akpek EK, et al：TFOS DEWS Ⅱ Definition and Classification Report. Ocul Surf, **15**：276-283, 2017.

9) Sakane Y, Yamaguchi M, Yokoi N, et al：Development and validation of the Dry Eye-Related Quality-of-Life Score questionnaire. JAMA Ophthalmol, **131**：1331-1338, 2013.

10) Yokoi N, Georgi AS, Kato H, et al：Classification of fluorescein breakup patterns：A novel method of differential diagnosis for dry eye. Am J Ophthalmol, **180**：72-85, 2017.

11) Yokoi N, Georgi AS：Tear-film-oriented diagnosis for dry eye. Jpn J Ophthalmol, **63**：127-136, 2019.

12) Yokoi N, Yamada H, Mizukusa Y, et al：Rheology of tear film lipid layer spread in normal and aqueous tear-deficient dry eyes. Invest Ophthalmol Vis Sci, **49**：5319-5324, 2008.

13) Yamaguchi M, Sakane Y, Kamao T, et al：Non-invasive Dry Eye Assessment Using High-Technology Ophthalmic Examination Devices. Cornea, **35**（Suppl 1）：S38-S48, 2016.

14) Tian L, Qu J, Zhang X, et al：Repeatability and reproducibility of noninvasive Keratograph 5M measurements in patients with dry eye disease. J Ophthalmol, 8013621, 2016.

15) Koh S, Maeda N, Hirohara Y, et al：Serial measurement of higher-order aberrations after blinking in patients with dry eye. Invest Ophthalmol Vis Sci, **49**：133-138, 2008.

16) Kamao T, Yamaguchi M, Kawasaki S, et al：Screening for dry eye with newly developed ocular surface thermographer. Am J Ophthalmol, **151**：782-791, 2011.

17) 山口昌彦，坪田一男，渡辺　仁ほか：3％ジクアホソルナトリウム点眼液のドライアイを対象としたオープンラベルによる長期投与試験．あたらしい眼科，**29**：527-535，2012.

18) 七條優子，中村雅胤：培養ヒト角膜上皮におけるジクアホソルナトリウムの膜結合型ムチン遺伝子の発現促進作用．あたらしい眼科，**28**：425-429，2011.

19) Den S, Iseda H, Dogru M, et al：Effects of diquafosol sodium eye drops on tear film stability in short BUT type of dry eye. Cornea, **32**：1120-1125, 2013.

20) 中嶋英雄，浦島博樹，竹治康広ほか：ウサギ眼表面ムチン被覆障害モデルにおける角結膜障害に対するレバミピド点眼液の効果．あたらしい眼科，**29**：1147-1151，2012.

21) Urashima H, Okamoto T, Takeji Y, et al：Rebamipide increases the amount of mucin-like substances on the conjunctiva and cornea in the N-acetylcysteine-treated in vivo model. Cornea, **23**：613-619, 2004.

22) Kinoshita S, Oshiden K, Awamura S, et al：A randomized, multicenter phase 3 study comparing 2% rebamipide（OPC-12759）with 0.1% sodium hyaluronate in the treatment of dry eye. Ophthalmology, **120**：1158-1165, 2013.

23) Sakai E, Shiraishi A, Yamaguchi M, et al：Blepharo-Tensiometer：New eyelid pressure

measurement system using tactile pressure sensor. Eye Contact Lens, **38**：326-330, 2012.

24）Yokoi N, Komuro A, Maruyama K, et al：New surgical treatment for superior limbic keratoconjunctivitis and its association with conjunctivochalasis. Am J Ophthalmol, **135**：303-308, 2003.

25）Yamada M, Hatou S, Mochizuki H：Conjunctival fixation sutures for refractory superior limbic keratoconjunctivitis. Br J Ophthalmol, **93**：1570-1571, 2009.

26）Korb DR, Herman JP, Blackie CA, et al：Prevalence of lid wiper epitheliopathy in subjects with dry eye signs and symptoms. Cornea, **29**：377-383, 2010.

27）白石　敦, 山西茂喜, 山本康明ほか：ドライアイ症状患者における lid-wiper epitheliopathy の発現頻度. 日眼会誌, **113**：596-600, 2009.

28）Yamamoto Y, Shiraishi A, Sakane Y, et al：Involvement of eyelid pressure in lid-wiper epitheliopathy. Cur Eye Res, **41**：171-178, 2016.

29）Tanioka H, Yokoi N, Komuro A, et al：Investigation of the corneal filament in filamentary keratitis. Invest Ophthalmol Vis Sci, **50**：3696-3702, 2009.

30）池川和加子, 山口昌彦, 白石　敦ほか：レバミピド点眼液が奏功した糸状角膜炎の3症例. あたらしい眼科, **31**：1369-1373, 2014.

31）青木崇倫, 横井則彦, 加藤弘明ほか：ドライアイに合併した糸状角膜炎の機序とその治療の現状. 日眼会誌, **123**：1065-1070, 2019.

32）北澤耕司, 横井則彦, 渡辺彰英ほか：難治性糸状角膜炎に対する眼瞼手術の検討. 日眼会誌, **115**：693-698, 2011.

MB OCULI. No. 100：21−26, 2021

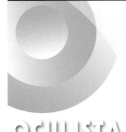

特集／オキュラーサーフェス診療の基本と実践

眼瞼炎（blepharitis）

OCULISTA

鈴木　智*

Key Words： 前部眼瞼炎（anterior blepharitis）, カラレット（collarette）, 後部眼瞼炎（posterior blepharitis）, マイボーム腺機能不全（meibomian gland dysfunction）, マイボーム腺炎（meibomitis）

Abstract：「眼瞼炎」は，非常に多彩であり，その原因も多岐にわたっている．眼瞼炎を診察する際，特に眼瞼「縁」に注目し，睫毛根部より皮膚側を中心とした部分を「前部」，マイボーム腺開口部を中心とした部分を「後部」と捉え，どちらの炎症なのか（あるいは両方の炎症か）に着目すると診断，治療が容易となる．高齢者では，上眼瞼は下垂し，上眼瞼縁はやや内反している症例も多く，上眼瞼を挙上し，マイボーム腺開口部や睫毛根部を診察する習慣をつけることが，眼瞼炎，ひいては眼瞼炎に関連した眼表面疾患の診断と治療のために重要である．

はじめに

眼瞼の炎症，すなわち「眼瞼炎（blepharitis）」は，解剖学的な位置により，睫毛根部および眼瞼皮膚の炎症である「前部眼瞼炎（anterior blepharitis）」と，マイボーム腺およびマイボーム腺開口部を含む部分の炎症である「後部眼瞼炎（posterior blepharitis）」の大きく2つに分類されている[1]．どちらの炎症かを見極めることが重要であるが（図1），両者がオーバーラップしている症例もしばしば認められる．原因は，感染，アレルギー（アトピーを含む），薬剤，全身疾患等，非常に多岐にわたっている．そのため，眼瞼の正常な構造を理解し，詳細な問診とともに，どの部位に炎症が生じているかを詳細に観察し診断することが大切となる．これはその後の治療方針が異なるからである．今回は，主に感染性（細菌性とウイルス性）について解説する．

前部眼瞼炎，後部眼瞼炎，ともに眼表面上皮障害を生じうる．逆に，難治性の「眼表面上皮障害」の原因が眼瞼縁にあるということも多い．眼瞼炎，特に眼瞼「縁」をルーティンに診ることが，眼表面上皮障害を上手く治療できるヒントを与えてくれる．

前部眼瞼炎（anterior blepharitis）

＜ブドウ球菌性眼瞼炎（*Staphylococcal blepharitis*）＞

前部眼瞼炎で最も頻度が高いのがブドウ球菌性眼瞼炎である[1]．眼瞼縁の睫毛根部におけるブドウ球菌（主に *Staphylococcus epidermidis*, *Staphylococcus aureus*）の感染が原因となる．一般に眼瞼縁の皮膚表面に硬くてもろいフィブリン様の膜様物を生じ，睫毛の生育とともにそれが持ち上げられカラレット（collarette）と呼ばれる特徴的な所見を呈する（squamous type）（図2）．時に，睫毛根部に硬い痂皮を生じ，鑷子等でその痂皮を剝がすと毛根部に小さい潰瘍が認められることもある（ulcerative type）．ブドウ球菌の持つ外毒素（dermatonecrotoxin）によって眼瞼皮膚のびらんや潰瘍を生じ，長期化すると睫毛が抜け，睫毛乱

* Tomo SUZUKI, 〒604-8845　京都市中京区壬生東高田町 1-2　地方独立行政法人京都市立病院機構，眼科部長

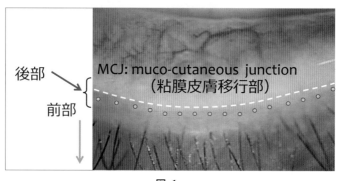

図 1.
眼瞼縁は，眼瞼皮膚および睫毛根部を含む「前部」とマイボーム腺およびその周囲の「後部」に分けて捉える．

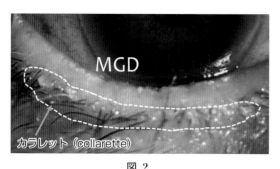

図 2.
睫毛根部に特徴的なカラレット（collarette）を認める．本症例では MGD も合併している．

生や睫毛禿を生じたり，二次的にマイボーム腺機能不全（meibomian gland dysfunction：MGD）を生じることもある（図 2）．結膜の変化はあまり多くはないが，球結膜充血や軽度の乳頭増殖を伴った慢性結膜炎を合併したり，角膜下方 1/3 を中心とした点状表層角膜症（superficial punctate keratopathy：SPK）を合併することがある（図 3-a，b）．さらに，ブドウ球菌の菌量が多ければ角結膜上皮に直接感染することもあるが，眼瞼縁と接する 2，4，8，10 時の角膜に菌体抗原に対するⅢ型アレルギー反応により，カタル性角膜浸潤・潰瘍等を認めることもある．感染アレルギーの場合は，角膜の病変部を擦過し培養してもブドウ球菌を検出することはないが，眼瞼縁や結膜嚢の培養によって検出できる．ブドウ球菌の感染は，高齢者，糖尿病患者，アトピー性皮膚炎患者等に好発し，これらの患者では治療に抵抗して慢性の経過をとることが多いため注意が必要である．治療は，眼瞼縁の清拭に加え，ブドウ球菌に感受性のある抗菌薬の投与が中心となる．具体的には，タ

リビッド®（オフロキサシン）眼軟膏の睫毛根部への塗布が有効であり（図 3-c，d），ガチフロ®（ガチフロキサシン）点眼等の第 4 世代のキノロン系抗菌点眼薬との併用が有効なことが多い．ブドウ球菌は耐性を獲得しやすく，慢性化すると治療が困難となることも多いので，眼瞼縁の細菌培養を行い感受性を調べたうえで抗菌薬を投与し，濫用しないよう注意が必要である．

後部眼瞼炎（posterior blepharitis）

マイボーム腺開口部周囲の炎症を後部眼瞼炎と呼ぶ．しばしば，後部眼瞼炎は MGD と同義語のように捉えられるが，この両者には互換性はないとされている[2]．ただし，MGD そのものを後部眼瞼炎として解説している論文もあり，まだ見解が統一されているとはいえないが，筆者はマイボーム腺機能が低下したところ（MGD）に炎症が生じたものをマイボーム腺炎（すなわち，後部眼瞼炎はマイボーム腺炎と同義である）と捉えており，その考え方のもとに解説する．まず定義であるが，マイボーム腺開口部で分泌脂（meibum）がうっ滞し，腺内で細菌が増殖して開口部周囲の発赤，腫脹等，明らかな炎症を認めるものをマイボーム腺炎とする．このマイボーム腺炎に関連して，角膜に SPK，炎症細胞浸潤，血管侵入等を生じる病態を「マイボーム腺炎角結膜上皮症（meibomitis-related keratoconjunctivitis：MRKC）」と呼ぶ[3]．その病型は，角膜上の結節病変を特徴とする「フリクテン型」（図 4）と，結節病変は認めず SPK が主体である「非フリクテン型」（図 5）の 2 つ

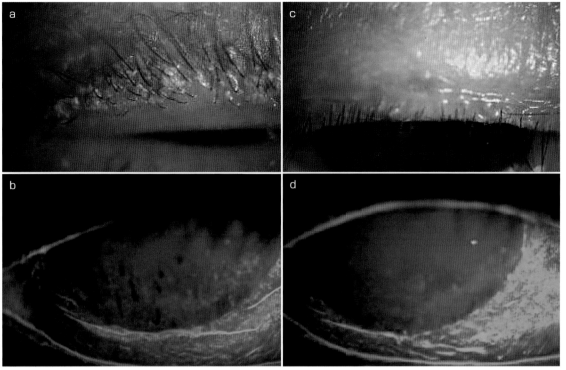

図 3.
睫毛根部にカラレットを認め(a), 角膜下方に外毒素によるSPKを認める(b). 治療後, カラレットは消退し(c), 角膜下方のSPKは改善している(もともとのドライアイによる球結膜上皮障害が中心となっている)(d).

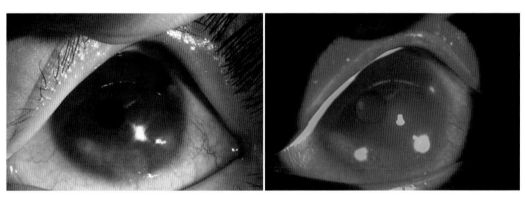

a | b

図 4. MRKC フリクテン型
　　角膜下方に結節性細胞浸潤とそれに向かう表層性血管侵入を認める. 2~8時の結節の延長線上の上眼瞼縁にマイボーム腺炎を認める(a). フルオレセイン染色で, 結節部に一致した上皮びらんを認める(b).

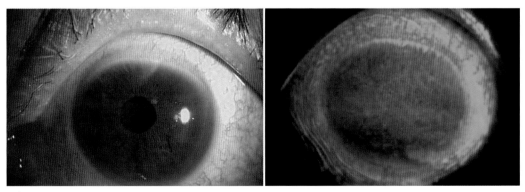

a | b

図 5. MRKC 非フリクテン型
　　球結膜充血と, 上眼瞼縁中央部を中心にマイボーム腺炎を認める(a). フルオレセイン染色で角膜にびまん性のSPKを認める(b).

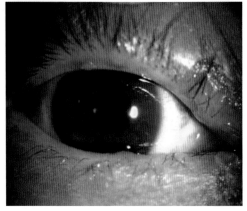

図 6. HSV による眼瞼炎
臍窩を伴った小水疱が上下眼瞼縁に散在している. 皮疹は片眼の上下眼瞼に広がっている.

に大別できる. どちらの病型も, マイボーム腺炎の重症度と角膜上皮障害の重症度は相関することから, 眼表面上皮障害の治療のためにマイボーム腺炎の治療が必須となる.

フリクテン型は, 圧倒的に若年女性に多く, 特に思春期頃に発症して再発を繰り返す. 乳幼児に発症することもあるが, 高齢者に認められることは稀である. かつては, 結核菌やブドウ球菌に対するアレルギー等と考えられてきたが, 実際には患者からこれらの病原体を検出することは稀である. 患者のmeibumの培養結果[3)4)]および動物モデルの実験[5)]から, フリクテン型の原因は *Cutibacterium acnes*(*C. acnes*)(かつては *Propionibacterium acnes* と呼ばれていた)による遅延型アレルギー反応(DTH)の可能性が高いと考えられている. フリクテン発症以前に, 幼少時より麦粒腫や霰粒腫の既往歴がある症例が多く, 遺伝的素因の関与も推測される[3)]. 若年者では *C. acnes* を念頭に, 初期の炎症が強い際はセフェム系抗菌薬, その後はマクロライド系抗菌薬の内服を用いると良い. 点眼であればセフメノキシム点眼, アジスロマイシン点眼薬が有用である. 欧米に多い酒さ性角結膜炎(ocular rosacea), いわゆるフリクテン性角膜炎, 難治性の眼瞼角結膜炎等は, MRKC フリクテン型と類縁疾患群と考えることができる[4)].

非フリクテン型は, 若年者では女性に多いが, 高齢者では性差がなく片眼性が約半数を占める.

meibum の細菌培養では, 主な検出菌は *C. acnes* とともにブドウ球菌が検出されることも多い[6)]ことから, 起因菌を考慮した抗菌薬の選択が重要となる. また, 高齢者の非フリクテン型ではドライアイの SPK と見誤り, 難治性となることがある(図5-b). 若年者と高齢者では治療経過に違いがあることを念頭に, 高齢者ではブドウ球菌を念頭に, 例えばミノサイクリン抗菌薬内服で消炎した後に残存する閉塞性 MGD に合併する蒸発亢進型ドライアイによる SPK をドライアイ点眼で治療する, という 2 step procedure が奏効する[6)7)].

Demodex による眼瞼炎

眼瞼炎の原因の1つとしてのニキビダニ(Demodex：毛嚢虫)の可能性については 1899 年から報告されており, 近年欧米人に多い顔面の酒さ(rosacea)やその眼合併症(ocular rosacea), 霰粒腫, マイボーム腺炎の原因としても取り上げられており[8)], 前部眼瞼炎, 後部眼瞼炎ともに原因となりうる. 日本においても, ニキビダニは睫毛根部やマイボーム腺内にも存在するようであるが, ブドウ球菌や, 溶連菌, バチルス等, ニキビダニがが媒介する細菌によって炎症が生じるのか, ニキビダニそのもので炎症が生じるのかについては議論のあるところである. 通常の局所抗菌薬で軽快しない眼瞼炎では, ニキビダニの可能性も念頭に診察する必要がある. 治療は, Tea Tree Oil の他, 最近では IPL(intense pulsed light)を用いた治療の有用性も報告されるようになってきた.

ヘルペス性眼瞼炎(lid herpes)

眼瞼ヘルペスは, その原因によって単純ヘルペスウイルス(herpes simplex virus：HSV)によるものと水痘・帯状疱疹ウイルス(varicella zoster virus：VZV)によるものに分類される. どちらも眼瞼〜眼瞼縁の皮膚(睫毛根部周辺を含む)に病変が生じる.

1. HSV

初感染は大部分が乳幼児に起こり, そのほとん

どは不顕性感染であるが，1〜10％が顕性化して初感染像を呈する．したがって乳幼児に多いが，稀に成人にも認められる．アトピー性皮膚炎に合併することもある．眼瞼およびその周囲に，臍窩を伴った小水疱が散在する．皮診は片眼の上下眼瞼に広がることが多いが（図6），帯状疱疹ウイルスと異なり，顔面の正中線を越えて両眼瞼に皮診が認められることもある．感冒様の前駆症状に続いて，発熱や耳前リンパ節の腫脹，圧痛を伴う．通常，皮疹は約1週間で瘢痕を残さず自然治癒に向かう．

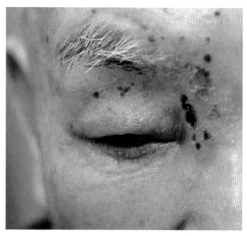

図7．VZVによる眼瞼炎（眼部帯状疱疹）
臍窩を伴った小水疱が三叉神経第1領域に認められる（正中線で境されており，下眼瞼には皮疹がない）．

2．VZV

初感染は水痘の形をとり，その後ウイルスが三叉神経節に潜伏し，後に眼部帯状疱疹の形で発症する．したがって，小児には稀で，50歳以上に多く，特に高齢者，糖尿病患者，免疫能の低下した患者等に発症する．初感染は両眼性で上下眼瞼に認められるが，眼部帯状疱疹は，正中線で境された片側の眼瞼，前頭部，鼻部に紅斑と皮膚の疼痛が先行する（図7）．三叉神経第1枝領域では片眼の上眼瞼に，第2枝領域では片眼の下眼瞼に皮診を認める．時に，第1枝，第2枝領域ともに皮診を認めることもある．鼻背から鼻尖部は三叉神経第1枝（眼神経）の支配領域であり，角膜，虹彩にはこの分枝である鼻毛様体神経が分布しているため，鼻背から鼻尖部に皮疹が存在するとき（Hutchinson徴候）は，角膜炎，結膜炎，強膜炎，虹彩毛様体炎，網膜炎，外眼筋麻痺等の合併症に注意しなければならない．臍窩を伴った小水疱は膿疱となり，やがて破れてびらん・小潰瘍となるが，次第に痂皮を形成し，軽度の瘢痕を残して治癒することが多い．稀に，水疱を伴わない「無疹性ヘルペス」として発症することがあり，この際には眼瞼蜂窩織炎等と見誤ることがあるが，蜂窩織炎に比べ眼瞼は柔らかく，三叉神経の範囲に一致した眉毛部や前額部にも異常覚を伴っていること等で見分けることが可能である．さらに，皮疹が消失したあとに，神経麻痺症状等を生じることがあることを念頭に置く必要がある．

眼瞼ヘルペスについては，HSV，VZVともに，ゾビラックス®眼軟膏（1日5回）の塗布を行う．眼部帯状疱疹の場合は，積極的に皮膚科と連携して抗ヘルペスウイルス薬の点滴静注を行い，早期にウイルス量を減少させる必要がある．効果的な治療が施されなければ，眼瞼に瘢痕を残し閉瞼不全，遷延性角膜上皮欠損の原因となりうるため注意が必要である．外来で経過観察する際には，バラシクロビル内服（1,000 mg×3回／日×5日）等を併用する．高齢者や腎機能が悪い患者にはアシクロビル脳症に注意が必要であるが，最近では，アメナメビル内服（400 mg×1回／日×7日）というクレアチニンクリアランスによる投与設定が不要な内服薬も処方可能となっている．

文 献

1) Lemp MA, Nichols KK：Blepharitis in the United States 2009：A survey-based perspective on prevalence and treatment. Ocul Surf, 7：S1-S14, 2009.

2) Nichols KK, Foulks GN, Bron AJ, et al：The international workshop on meibomian gland dysfunction：executive summary. Invest Ophthalmol Vis Sci, 52(4)：1922-1929, 2011.

3) 鈴木 智，横井則彦，佐野洋一郎ほか：マイボーム腺炎に関連した角膜上皮障害（マイボーム腺炎角膜上皮症）の検討．あたらしい眼科，17：423-

427, 2000.

4) Suzuki T, Teramukai S, Kinoshita S：Meibomian glands and ocular surface inflammation. Ocul Surf, **13**：133-149, 2015.
   Summary マイボーム腺炎角結膜上皮症フリクテン型と若年者の酒さ性角結膜炎，フリクテン性角結膜炎，眼瞼角結膜炎は，類縁疾患である．

5) Suzuki T, Sano Y, Sasaki O, et al：Ocular surface inflammation induced by *Propionibacterium acnes*. Cornea, **21**：812-817, 2002.
   Summary アクネ菌は眼表面でⅣ型アレルギー反応の起炎菌となりうる．

6) 鈴木　智，横井則彦，木下　茂：高齢者におけるマイボーム腺炎角結膜上皮症の臨床像．あたらしい眼科，**35**：389-394, 2018.
   Summary 高齢者のマイボーム腺炎角結膜上皮症では，角膜上皮障害は SPK 主体の「非フリクテン型」である．

7) Suzuki T：Inflamed obstructive meibomian gland dysfunction causes ocular surface inflammation. Invest Ophthalmol Vis Sci, **59**：94-101, 2018.
   Summary マイボーム腺炎は眼表面炎症の原因として重要であり，眼表面炎症の治療のためマイボーム腺炎の治療が必須となる．

8) Liu J, Sheha H, Tseng SC：Pathogenic role of Demodex mites in blepharitis. Curr Opin Allergy Clin Immunol, **10**：505-510, 2010.

MB OCULI. No. 100：27－34, 2021

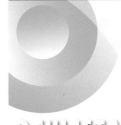

特集／オキュラーサーフェス診療の基本と実践

感染性・非感染性結膜炎

OCULISTA

溝渕朋佳[*1]　　福田　憲[*2]

Key Words : 結膜炎(conjunctivitis), 感染性結膜炎(infectious conjunctivitis), 濾胞性結膜炎(follicular conjunctivitis), アレルギー性結膜疾患(allergic conjunctival diseases), アレルギー性結膜炎(allergic conjunctivitis)

Abstract : 結膜炎は日常診療で遭遇することの多い疾患である．結膜炎であることの診断は容易であるが原因の判定は必ずしも容易ではないため，漫然と診察するのではなく，感染性か非感染性か原因をしっかりと鑑別し，適切に治療することが重要である．細隙灯顕微鏡検査の前に，眼症状・全身症状・使用薬剤等を問診し，頭部・顔面の視診，触診により皮膚炎やリンパ節腫脹等の随伴する眼外所見を見逃さないようにする．細隙灯顕微鏡検査では，結膜炎の基本的所見である眼脂の性状や，乳頭と濾胞の大きさや部位を上下眼瞼も必ず翻転して確認する．またフルオレセイン染色が有用であり，結膜以外の角膜や眼瞼縁の所見をみつけることも診断の補助となる．さらに近年の新しい結膜炎として，新型コロナウイルスによる結膜炎やアトピー性皮膚炎のバイオ製剤による結膜炎も知っておく必要がある．

はじめに

結膜炎は一般眼科診療のなかで遭遇する非常に頻度の高い疾患であり，原因により感染性と非感染性結膜炎に分類される．非感染性結膜炎で最も頻度が高いのはアレルギー性結膜疾患で，アレルギー性結膜炎，アトピー性角結膜炎，春季カタル，巨大乳頭結膜炎が含まれる．また点眼薬によるアレルギーや，近年ではバイオ製剤による結膜炎も報告されている．感染性結膜炎は細菌，ウイルス，クラミジア等の微生物感染により生じる．原因により治療方針が大きく異なるため，しっかりと鑑別することが重要である．結膜炎であることの診断は容易であるが，原因の判定は必ずしも容易ではなく，またすべての検査を行うことは非現実的

で，問診や視診で随伴する眼外所見をみつけ，細隙灯顕微鏡によりそれぞれの疾患に特徴的な眼所見を見逃さないことが重要である．本稿では感染性・非感染性結膜炎の診断の基本について概説する．

問　診

結膜炎を鑑別するにあたり，患者の年齢，職業，発症様式，結膜炎等の既往等，問診で得られる情報は多く，非常に有益である(表1)．眼症状が両眼性か片眼性か，毎年決まった時期に生じているか，急性発症か慢性か，眼の手術歴の有無等，問診のみでもある程度鑑別が可能である．自覚症状としてアレルギー性結膜炎は瘙痒感をほぼ全例に認め，感染性結膜炎では異物感や疼痛を訴えることが多い．眼外症状である発熱や咽頭痛，尿道炎等の身体症状を聞くことも忘れずに行う．また点眼アレルギーのみならず，後述するアトピー性皮

*1 Tomoka MIZOBUCHI, 〒783-8505　南国市岡豊町小蓮　高知大学医学部眼科学講座
*2 Ken FUKUDA, 同，准教授

表 1. 問診

主訴	瘙痒感, 異物感, 疼痛
発症時期	急性, 慢性
既往歴	眼手術歴, コンタクトレンズ装用歴
発症時期	季節性：花粉の飛散時期, ダニの繁殖時期 流行性：ウイルス性結膜炎
眼外症状	発熱, 咽頭痛, リンパ節腫脹, 皮膚炎, 尿道炎
薬剤投与歴	内服薬, 点眼薬

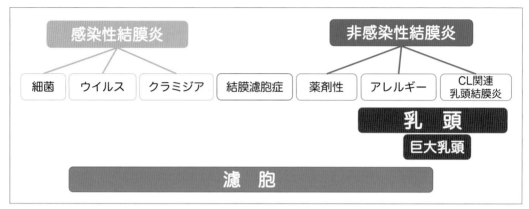

図 1. 結膜炎における濾胞・乳頭の有無

膚炎の治療で用いられるバイオ製剤でも結膜炎が生じるため，点眼薬のみならず使用している薬剤の確認が必要である．

視診・触診

細隙灯顕微鏡による診察の前に眼瞼や頭部，顔面部等の観察を行う．アトピー性皮膚炎による眼周囲の皮膚炎(Hertoghe 徴候：眉毛外側部の脱落，Dennie-Morgan 徴候：下眼瞼の特徴的な皺等)と感染症の合併の有無(伝染性膿痂疹，カポジ水痘様発疹)，スギ花粉症に伴う花粉眼瞼炎，薬剤アレルギーによる接触性皮膚炎，感染性結膜炎に伴うリンパ節腫脹等の所見は診断の補助となる．眼部帯状疱疹に伴う結膜炎では，三叉神経の支配領域に伴って上眼瞼〜前額部・鼻尖部に紅色丘疹や水疱が生じるが，初期には皮疹が少なく痛みも自覚していない場合があるので注意が必要である．

細隙灯顕微鏡による診察

1．結膜所見

結膜炎診療の第一歩は，球結膜だけでなく上下の眼瞼結膜もしっかり翻転して観察することであ

る．まず確認すべき最も基本的な結膜の所見は濾胞と乳頭であり，その有無だけで原因疾患を絞ることができる(図1)．結膜濾胞は，組織学的にはリンパ組織が局所的に増殖したもので，細隙灯による観察では隆起の周辺から血管が侵入しているのが特徴である．結膜濾胞は，リンパ球が関連する疾患，すなわち感染性ではウイルスやクラミジア，非感染性では薬剤性やアレルギー性結膜疾患でみられる．通常は下眼瞼結膜に生じるが，病的な状態では上眼瞼や球結膜にもみられることがある．また病的な状態でなくても健常者，特に若年者で濾胞がみられることがあり，結膜濾胞症と呼ばれる．

濾胞の大きさは，一般的にアレルギーやウイルス性では小さく，クラミジアでは結膜嚢に特徴的な巨大な濾胞が癒合してみられる(図2)．点眼薬によるアレルギーでは濾胞の大きさはさまざまで，球結膜や上眼瞼結膜にもみられることもある．点眼薬による濾胞性結膜炎で巨大な濾胞がみられ，クラミジア結膜炎と診断されていた症例も経験する．濾胞性結膜炎は，表2に示すように濾胞の大きさに加え眼脂の性状や，リンパ節腫脹あ

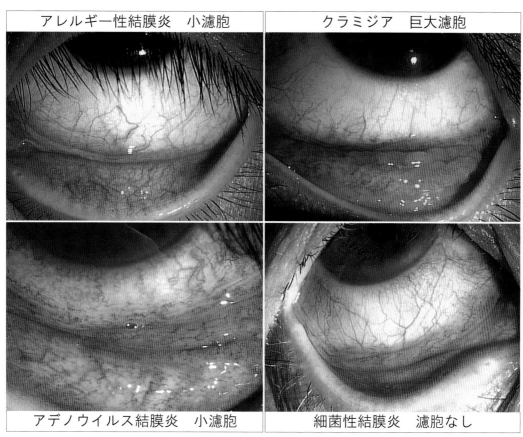

図 2. 結膜濾胞の性状
（文献 2 より転載）

表 2. 濾胞性結膜炎の鑑別

	ウイルス	クラミジア	アレルギー	薬剤性
自覚症状	異物感・疼痛	疼痛	瘙痒感	瘙痒感
濾胞 　大きさ 　部位	小 下眼瞼	大・癒合 下眼瞼	小 下眼瞼	さまざま 上・下眼瞼・ 球結膜
眼脂	線維素性 漿液性	膿性	白色	白色
角膜病変	上皮下混濁 上皮欠損	上皮下浸潤	落屑様 SPK シールド潰瘍	なし
リンパ節腫脹	有り	有り	なし	なし
皮膚病変	皮疹・水疱	なし	アトピー性眼瞼炎 花粉眼瞼炎	接触性皮膚炎

るいは眼瞼皮膚の所見等により，かなり原因疾患を絞ることができる．

結膜乳頭は粘膜固有層が膨隆して生じ，正常者でも上眼瞼にみられる．細隙灯による観察では濾胞と異なり，隆起の中央部から血管がみられるのが特徴である．乳頭が観察されるのが非感染性の

アレルギー性結膜疾患およびコンタクトレンズ関連乳頭結膜炎である．慢性炎症による組織の再構築で乳頭が大きくなり，直径が 1 mm 以上の乳頭を巨大乳頭と呼び，春季カタルや巨大乳頭結膜炎の診断根拠となる．

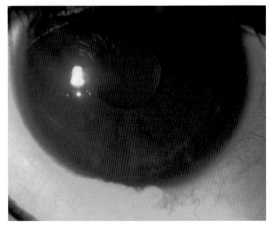

図 3. 眼球型春季カタルの輪部病変
軽度の輪部病変でもフルオレセイン染色をすると判別しやすい.

（文献 1 より転載）

2．結膜以外の所見

結膜炎診療においては，結膜以外の所見に診断のヒントとなる重要な所見があり，眼瞼縁や角膜の注意深い観察が必要である．また結膜炎の診療においても，フルオレセイン染色は有用で，乳頭や濾胞が縁取られ観察しやすくなると同時に，結膜炎に随伴する角膜や眼瞼縁の所見が染色によりわかり，診断のヒントとなることも多い．

1）角膜所見

眼瞼型の春季カタルは上眼瞼結膜の巨大乳頭により診断は容易であるが，眼球型春季カタルは時にアレルギー性結膜炎として抗アレルギー点眼薬のみで加療されている症例に遭遇する．特に軽症の眼球型春季カタルでは，ごく軽度の輪部病変は染色なしでは見落としやすく，フルオレセイン染色で初めて気がつくこともある(図3)[1]．春季カタルでは，落屑状点状表層角膜症(SPK)やシールド潰瘍等の特徴的な角膜病変を伴うが，アデノウイルス結膜炎でも春季カタルに非常に類似したSPKや円形の角膜びらんを生じることがある(図4)[2]．角膜傷害をきたすアデノウイルス結膜炎の症例では上眼瞼に偽膜を伴っていることが多く，春季カタルと鑑別するためにも，必ず上眼瞼を翻転して偽膜の有無を確認することが重要であり，治療のうえでも偽膜を除去しなければならない．

また単純ヘルペスウイルス(HSV)や水痘・帯状疱疹ウイルス(VZV)による結膜炎では，樹枝状病変に加え，輪部付近に上皮病変がないか注意が必要である(図5，6)．

2）眼瞼所見

眼瞼縁の炎症やマイボーム腺梗塞の有無を確認する．また睫毛に線維状付着物(カラレット)が付着していればブドウ球菌性結膜炎を疑う根拠となる．ウイルス性の結膜炎では，眼瞼縁に皮疹がみられ，フルオレセイン染色でわかりやすくなることもある(図5)．

疾患別解説

1．感染性結膜炎

1）細菌性結膜炎

濾胞のみられない膿性眼脂を伴う結膜炎は細菌性結膜炎を疑う．細菌性結膜炎は，小児と高齢者に多いが，好発起炎菌が異なる．小児は多くが急性発症でありインフルエンザ菌や肺炎球菌が多く，高齢者は常在菌である黄色ブドウ球菌が多い．高齢者の慢性化した結膜炎は，涙小管炎や慢性涙嚢炎によることもあるので涙嚢の発赤や腫脹，圧痛の有無や涙点の拡張がないかを確認し，疑った場合は涙管通水検査を行う．

2）クラミジア結膜炎

クラミジア結膜炎は産道感染や性行為感染で生じるため，新生児や青壮年に多い．問診が重要で，男性では排尿時痛や尿道分泌物等の泌尿器症状が現れ，女性では子宮頸管炎が生じるが自覚症状はないことが多い．診断に至った際にはパートナーの診察と治療も行うことが推奨される．

3）ウイルス性結膜炎

ウイルス性結膜炎は，主にアデノウイルス，エンテロウイルス，HSV，VZV 等によって生じるが，いずれもリンパ節腫脹を伴う濾胞性結膜炎の臨床所見を呈し，結膜所見のみでは鑑別は必ずしも容易ではない．ヘルペスウイルスやアデノウイルス結膜炎では迅速診断キットを用いて陽性となれば，診断の根拠となる．発熱や咽頭痛等の風邪様症状や，結膜以外の角膜病変や皮膚病変が鑑別に重要な所見となる．アデノウイルス結膜炎は小

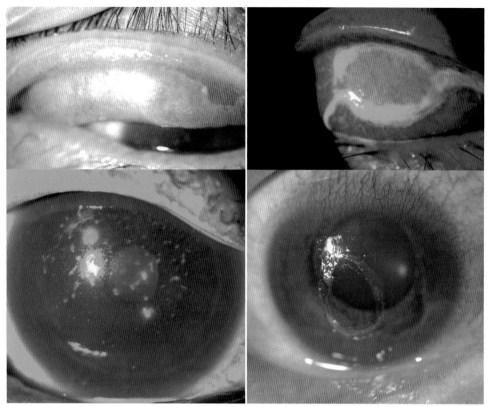

図 4. アデノウイルス結膜炎による角膜病変
アデノウイルス結膜炎では，春季カタルでみられる落屑様の点状表層角膜炎やシールド潰瘍に類似した角膜上皮障害が生じることがある．このような症例では上眼瞼結膜に偽膜が生じていることが多い．

（文献 2 より転載）

児～青年期に多く，咽頭結膜熱では発熱や咽頭痛等の風邪様症状の合併が特徴的であり，周囲の感染の有無も確認すると良い．角膜病変としては，アデノウイルスでは上皮下混濁と時に上皮びらん，HSV や VZV では輪部の星状の上皮欠損や樹枝状病変等がないか慎重に診察する必要がある．また顔面や眼瞼，皮膚病変として，臍窩を伴う皮疹や水疱の有無をみる．

図 5 の症例は片眼性のリンパ節腫脹を伴う濾胞性結膜炎である．染色なしの観察ではわかりにくいが（図 5-a），フルオレセイン染色により上眼瞼縁の皮疹と角膜輪部の上皮病変が明らかとなり（図 5-b），VZV を疑い，皮疹を確認したところ頭部に小数の水疱を認め（図 5-c），三叉神経第 1 枝の帯状疱疹に伴う結膜炎の診断へと繋がった．

図 6 の症例も片眼性のリンパ節腫脹を伴う濾胞性結膜炎（図 6-a）で，抗原検査は陰性であったも

ののアデノウイルス結膜炎として抗菌点眼薬とステロイド点眼薬で治療されていたが，改善しないため受診した．眼瞼縁と上眼瞼皮膚に臍窩を伴う皮疹（図 6-b）と輪部に不整型の上皮びらん（図 6-c）を認めたため，ヘルペス感染を疑って結膜擦過物の PCR を行い，HSV-1 による結膜炎と診断した．

また近年，世界で大流行している新型コロナウイルス感染症（coronavirus disease 2019：COVID-19）が原因で生じる結膜炎も報告されている[3)4]．眼所見として水様性眼脂や濾胞性結膜炎を生じ，実際に涙液や結膜の PCR 検査でウイルスが検出されている．全身症状に先行して現れるとの報告もあり，診療の際は感染予防をしっかりと行う必要がある．

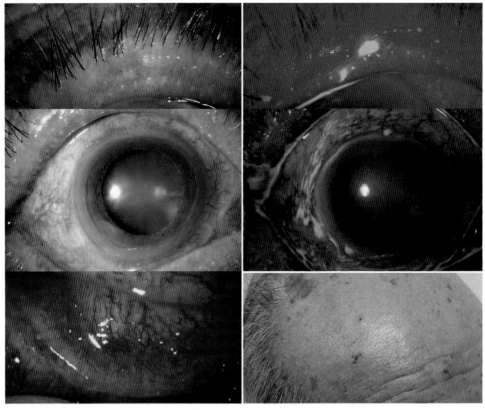

図 5. 水痘・帯状疱疹ウイルス(VZV)による結膜炎

片眼性のリンパ節腫脹を伴う濾胞性結膜炎(a)で，染色なしの観察ではわかりにくいがフルオレセイン染色により上眼瞼縁の皮疹と角膜輪部の上皮病変が明らかとなり(b)，また頭部に小数の皮疹を認め(c)，初期の三叉神経第1枝の帯状疱疹に伴う結膜炎の診断へと繋がった.

a	b
	c

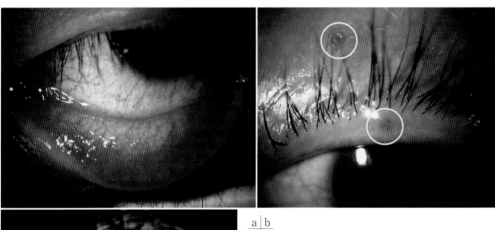

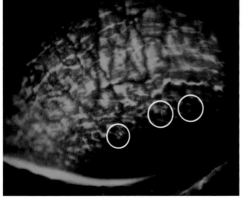

a	b
	c

図 6.

単純ヘルペスウイルスによる結膜炎

片眼性のリンパ節腫脹を伴う濾胞性結膜炎(a)で，眼瞼縁と上眼瞼皮膚に臍窩を伴う皮疹(b)と輪部に不整型の上皮びらん(c)がみられる.

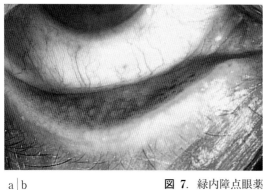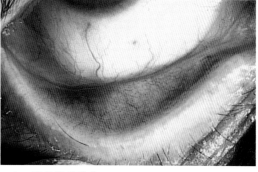

a | b

図 7. 緑内障点眼薬による濾胞性結膜炎

緑内障のため配合点眼薬で加療されていたが，別の点眼薬を追加後に眼掻痒感を自覚し，
結膜に濾胞が出現した(a)．追加した点眼薬を中止すると 1 か月後に濾胞は消退した(b)．

2．非感染性結膜炎

1）アレルギー性結膜疾患

アレルギー性結膜疾患は I 型アレルギーによって生じる結膜の炎症疾患で，結膜増殖性病変やアトピー性皮膚炎，コンタクトレンズや異物の有無によってアレルギー性結膜炎，アトピー性角結膜炎，春季カタル，巨大乳頭結膜炎に分類される．アレルギー性結膜疾患では，I 型アレルギーの証明と，これらの 4 疾患の病型分類の 2 段階の診断が必要である．I 型アレルギーの証明は，眼脂や結膜擦過物中の好酸球の存在で確定診断ができるが，涙液中総 IgE 抗体検査や血清抗原特異的 IgE 抗体検査でも準確定診断ができる．また毎年スギ花粉の飛散時期のみに生じる典型的な花粉症の症状のある症例においては，臨床所見のみで季節性アレルギー性結膜炎の臨床診断ができることが多い．スギ花粉性結膜炎患者では，眼瞼や頬部に花粉眼瞼炎・皮膚炎をしばしば伴っている．もともとアトピー性皮膚炎のない患者は皮膚科を受診することは少ないため，眼科受診に際し眼科医が診断・治療すべきである．

病型分類で重要なのは，春季カタルやアトピー性角結膜炎等の重症型を見逃さないことである．上述したように，フルオレセイン染色を用いて軽症の眼球型春季カタルを見逃さないことや，感染性結膜炎で生じる SPK やシールド潰瘍に類似した病変を鑑別することが重要である（図 3）．また角膜プラークが蓄積すると炎症が鎮静化しても角膜上皮は再被覆しないため，フルオレセイン染色でプラークの部分の大きさは縮小しない．したがって角膜プラークがある症例では染色される上皮欠損の大きさは活動性の指標にはならず，フルオレセイン染色でプラーク周囲の点状表層角膜炎の程度により活動性，治療効果を判断する．

2）点眼薬によるアレルギー

薬剤によるアレルギーで眼瞼皮膚炎（接触性皮膚炎）や結膜炎が生じる．結膜炎は濾胞性結膜炎を呈することが多く，重症例では球結膜や上眼瞼結膜にも濾胞がみられる．IV 型アレルギーの関与が考えられ，点眼薬のパッチテストやスクラッチパッチテストを行って陽性であれば確定診断が得られる．パッチテストが陰性もしくは施行していない場合には，すべての点眼薬を一旦中止し，1 剤ずつ再開し症状が再燃するかどうか経過をみることにより原因となる点眼薬を推察できる．しかしながら末期の緑内障患者ではすべての点眼薬を中止するのは困難であることも多く，疑わしい点眼薬を中止して改善するかみることもある（図 7）．また防腐剤等の添加剤によるアレルギーの場合には多くの点眼薬が原因となることもあり，点眼液のみのパッチテストでは主剤なのか添加剤によるアレルギーなのかは判定が難しい場合がある．また近年，ジェネリック点眼薬も多く発売され，薬剤師からの提案でも後発品点眼薬へ変更となっていることも多く，治療途中での点眼アレルギーを疑った場合には実際に使用している点眼薬が変わっていないかを確認することが重要である．後発品変更後の点眼アレルギーの場合は，添加剤等が異

なる先発品に戻すことで症状が改善する場合もある.

3）アトピー性皮膚炎治療に伴う結膜炎

2018年からアトピー性皮膚炎等のアレルギー疾患の治療に，IL-4受容体α抗体（dupilumab）が用いられるようになった．IL-4受容体αを抗体でブロックすることで，IL-4とIL-13両方のシグナル伝達を阻害する．作用機序を考えると春季カタルやアトピー性角結膜炎等のアレルギー性結膜疾患にも効果が期待できるが，アトピー性皮膚炎の治験のみで副作用としての結膜炎の頻度が高いことが報告された[5].　鼻茸や喘息の患者に用いても結膜炎の発症率は上がらず，何故アトピー性皮膚炎患者のみに結膜炎が生じるのか機序はまだ明らかではない．市販後のreal-world dataでも多くの報告があり，包括的メタ解析を行った論文では[6]，結膜炎の発症は10～70％に至るまでさまざまな報告があり，全体では26.1％であった．日本の施設からも2報告あり[7][8]，結膜炎の発症率はそれぞれ28％と22.8％であった．

Dupilumabによる眼症状は，結膜炎が最も多く，他に眼瞼炎や角膜炎，ドライアイ等が報告されている．結膜炎の所見としては，輪部の充血やトランタス斑様の腫脹，濾胞性結膜炎を呈することが多い．また我々はdupilumab投与後に結膜に増殖性病変を生じた症例も経験した[9].　一般的には結膜炎は軽症から中等症までで，低力価のステロイド点眼薬や免疫抑制点眼薬でコントロールが可能である．近年このバイオ製剤で加療されているアトピー性皮膚炎の症例が増加していることを眼科医も知っておくべきであり，問診でもこの薬剤を用いているかどうか尋ねる必要がある．

終わりに

結膜炎の鑑別・診断のための診療の基本を概説した．結膜炎患者は多いものの，直接視機能に影響することが少ないため，診断が曖昧なまま抗菌薬やステロイド点眼薬等で治療されていることも少なくない．結膜炎は軽症だからと軽視することなく，常に確定診断を付けるつもりで診察し，診察スタイルを確立することが診断力のアップに繋がると考える．本稿が少しでもそのお役に立てれば幸いである．

文　献

1) 福田　憲，熊谷直樹：アレルギー性結膜疾患．MB OCULI, **65**：8-14，2018.

2) 福田　憲：アレルギー性結膜疾患．MB OCULI, **7**：49-57，2013.

3) Chen L, Liu M, Zhang Z, et al：Ocular manifestations of a hospitalized patient with confirmed 2019 novel coronavirus disease. Br J Ophthalmol, **104**：748-751, 2020.

4) Wu P, Duan F, Luo C, et al：Characteristics of ocular findings of patients with coronavirus disease 2019（COVID-19）in Hubei Province, China. JAMA Ophhtalmol, **138**：575-578, 2020.

5) Akinlade B, Guttman-Yassky E, de Bruin-Weller M, et al：Conjunctivitis in dupilumab clinical trials. Br J Dermatol, **181**：459-473, 2019.
   Summary　Dupilumabの臨床試験でアトピー性皮膚炎患者に結膜炎が生じる頻度が高いことを示した文献.

6) Halling AS, Loft N, Silverberg JI, et al：Real-world evidence of dupilumab efficacy and risk of adverse events：A systematic review and meta-analysis. J Am Acad Dermatol, **84**：139-147, 2021.
   Summary　Dupilumabの上市後の副作用として結膜炎が最も多かったことを示した文献.

7) Uchida H, Kamata M, Nagata M, et al：Conjunctivitis in patients with atopic dermatitis treated with dupilumab is associated with higher baseline serum levels of immunoglobulin E and thymus and activation-regulated chemokine but not clinical severity in a real-world setting. J Am Acad Dermatol, **82**：1247-1249, 2020.

8) Matsutani M, Imai Y, Inoue Y, et al：Real-world use of dupilumab for 53 patients with atopic dermatitis in Japan. J Cutan Immunol Allergy, **3**：35-36, 2020.

9) Fukuda K, Ishida W, Kishimoto T, et al：Development of conjunctivitis with a conjunctival proliferative lesion in a patient treated with dupilumab for atopic dermatitis. Allergol Int, **68**：383-384, 2019.
   Summary　Dupilumabの投与により結膜に増殖性病変が生じた症例の文献.

MB OCULI. No. 100：35−42, 2021

特集／オキュラーサーフェス診療の基本と実践

感染性・非感染性角膜疾患

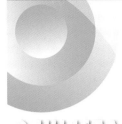

OCULISTA

三笘香穂里[*1]　近間泰一郎[*2]

Key Words： 角膜浮腫(corneal edema)，角膜浸潤(corneal infiltration)，瘢痕(corneal scar)，角膜沈着(corneal deposits)，感染性角膜炎(infectious keratitis)

Abstract： 角膜疾患を適切に治療するために，まず問診・視診・細隙灯顕微鏡検査を行う．病変の透明性が喪失していれば，現在の状態が浮腫なのか，浸潤なのか，瘢痕なのか，沈着なのかを評価する．次に必要に応じて角膜知覚・スペキュラマイクロスコープ・角膜形状解析・前眼部 OCT・波面センサー・病巣搔爬・塗抹検鏡・培養・生体共焦点顕微鏡等の検査を追加していく．この際に原因が感染性なのか，非感染性なのかを見極めるのが大きなポイントになる．良好な視機能予後のために，ステロイドの使い方(特に開始のタイミング)を間違ってはならない．治療開始後も所見の変化に注意を払い，変化がでてきた場合や所見が停滞している場合には診断と治療の見直しや点眼薬の整理を継続的に行う必要がある．

はじめに

　視力低下につながる角膜病変は主に形状異常と透明性喪失に分けられる．透明性を喪失させる病態として浮腫・浸潤・瘢痕・沈着等があり，それぞれに複数の原因が考えられる(図1)．角膜疾患に対して最適な治療を行うためにはまず病変の原因を確定しなければならないが，特に病変の原因が感染性なのか，非感染性なのかを見極めることが重要である．最も重要な理由は，ステロイドの使用法が異なるからである．感染性角膜疾患に対しては抗微生物薬による治療が基本であるが，場合によってはステロイドが必要になることもある．浮腫や浸潤に対してステロイドが有効と考えられる場合も多いが，感染性角膜疾患に不用意にステロイドを使用すればかえって病態を悪化させ

るのみならず，重要な所見をマスクしてしまう場合もある．また，診察時に病変がすでに瘢痕の状態であれば，ステロイド等の薬剤を使用してもあまり効果は期待できない．本稿では角膜疾患の原因が感染性か非感染性かの鑑別のポイントについて，診断の流れ(表1)に沿って項目ごとに詳細に述べる．

問　診

①発症の契機(外傷歴や手術歴等)
②発症からの経過が急性か慢性か
③使用中・あるいは使用歴のある点眼薬

　薬剤性もしくは中毒性の角膜上皮障害は意外と多いので，処方薬以外の市販薬等は使用の有無の確認とともに，点眼回数や使用法は守れているかも含めて聴取する必要がある．抗微生物点眼薬のなかには細胞毒性が強いものや，細胞増殖抑制によって角膜の創傷治癒を遅延させるものがあり，さらには防腐剤による細胞毒性にも注意しないといけない[1]．特にアミノグリコシド系抗菌薬・抗

*1 Kaori MITOMA, 〒734-5551　広島市南区霞 1-2-3　広島大学病院眼科
*2 Taiichiro CHIKAMA, 同大学大学院医歯薬保健学研究科視覚病態学，診療教授

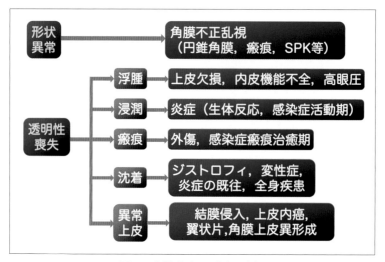

図 1. 角膜病変の原因の分類

表 1. 角膜疾患の診断の流れとポイント

流　れ	ポイント
問　診	発症の契機・発症後の経過(急性か慢性か) 使用中の薬剤(点眼・内服・市販薬も含む) (点眼回数や 1 回点眼量など，濫用の有無) 眼科既往歴・全身既往歴 CL 使用の有無(CL の種類やケア方法も含む)
視　診	閉瞼できているか(可能であれば就寝時の状況も家族に確認) 瞬目状態の確認 顔面に皮疹はないか
細隙灯顕微鏡検査	眼瞼縁(マイボーム腺含む)の状態 眼瞼結膜・眼球結膜の状態 角膜病変の部位・性状(病態)
(以下，必要に応じて追加) 角膜知覚	左右の比較
スペキュラマイクロスコープ	内皮細胞の数・形態・大小不同の確認
角膜形状解析・前眼部 OCT・ 波面センサー	角膜形状異常の検出・病変の深さや広がりの観察・眼球全体と 角膜収差の検出
塗抹鏡検	ギムザ染色(好中球や好酸球の検出) グラム染色(菌体の検出) ファンギフローラ Y 染色(真菌，アカントアメーバの検出)
生体共焦点顕微鏡	真菌やアメーバシストの観察・炎症細胞の観察

ウイルス薬であるアシクロビル・抗真菌薬である
ピマリシン・抗緑内障薬である β 遮断薬等には注
意が必要である．ピマリシン点眼は角膜に白色沈
着物を生じることもある．最近ブリモニジン酒石
酸塩点眼使用中に角膜実質炎を発症した症例も報
告されており[2]，角膜周辺部に実質深層の新生血
管を伴う角膜炎(上皮欠損はない)をみた場合には
使用中の点眼薬を確認したほうが良い．

④内服薬

　抗腫瘍薬・免疫抑制薬・ステロイドの内服に
よって角膜上皮の創傷治癒が障害されることがあ
る[3]．代表的なものとして TS-1® による角膜障害
であるが，近年新たな抗腫瘍薬が多数発売されて
おり，両眼性のシート状や渦巻き状，あるいは急
に出現する SPK(点状表層角膜症)等の角膜上皮
障害をみたときには特に抗腫瘍薬の使用の有無の

チェックが重要である。また，アミオダロン（抗不整脈薬）・ヒドロキシクロロキン（全身性エリテマトーデスの治療薬）・タモキシフェン（抗腫瘍薬）等，角膜上皮に沈着をきたす薬剤もある[4]。さらに，パーキンソン病などの治療薬であるアマンタジンや抗精神薬の一部は角膜内皮障害をきたすことも知られている[4]。

⑤全身既往歴

④の内服薬の項とも関連するが，角膜に影響を与える，または影響を与える可能性のある薬剤を使用するような全身既往歴の存在を確認する。糖尿病はそれだけで易感染性の因子となり，涙液分泌低下・角膜知覚低下・上皮細胞と基底膜の接着能低下・角膜内皮細胞の形態や機能異常等によって遷延性角膜上皮障害を生じることもある[5)6]。顔面神経麻痺があれば兎眼性角膜炎を生じる可能性がある。後述の「角膜知覚」の項でも述べるが，脳腫瘍・ヘルペス感染の既往等は三叉神経の障害で生じる神経麻痺性角膜症を引き起こす可能性があるため，病歴について詳細な聴取が必要となる。

⑥コンタクトレンズ装用の有無

コンタクトレンズの種類や装用時間・ケア方法についても詳細に聴取する。

視　診

角膜病変だけに目を奪われてしまうとその原因を見落としてしまうことがある。まずは全体像をみてから順番に各部位を詳細に観察していくという流れが基本である。兎眼性角膜炎や眼瞼痙攣関連の角膜上皮障害もあるので，患者が診察室に入ってきたら閉瞼状態や瞬目の観察をする。家族が一緒に来ている場合は，就寝時にきちんと閉瞼できているかを家族に聞いてみるのも良い。顔面の観察も大切で，たとえば酒皶性角膜炎の患者の顔面には鼻や頬に皮膚の紅斑や丘疹がみられるし，重症アトピー性角結膜炎患者も顔面にかゆみを伴う湿疹がみられる。ヘルペス性角膜炎の患者にも特徴的な皮疹がみられる場合がある。

細隙灯顕微鏡検査

基本はまず全体層からである。拡散光を用いて弱拡大で眼瞼皮膚および眼瞼縁を観察し，マイボーム腺開口部の閉塞所見や周囲の血管拡張がないか，眼瞼縁の不整はないか，分泌物の減少や増加はないか，炎症所見はないかを観察する。マイボーム腺炎に関連して角膜に病変を生じる病態がマイボーム腺炎角結膜上皮症であり，角膜上に結節病変がみられる「フリクテン型」と，SPK が主体の「非フリクテン型」に大別される[7]。

次に結膜を観察する。重症アトピー性角結膜炎や春季カタルの症例では，眼瞼結膜に特徴的な増殖性変化（巨大乳頭組織や輪部の堤防状隆起）がみられる。この巨大乳頭組織には多数の好酸球が浸潤しており，その細胞内顆粒に含まれる強塩基性細胞障害性蛋白がシールド潰瘍等の角結膜の上皮障害を引き起こす[8]。眼球結膜の充血はさまざまな原因で生じうるが，その原因が角膜にあることもある。疾患特異性はあまりないものの，活動性の炎症が起きていることを示すサインではある。結膜充血は血管収縮薬点眼で消失するが，消失しにくい場合は毛様充血である。毛様充血をみた場合は活動性のある何らかの角膜炎やぶどう膜炎の存在が示唆される[9]。角膜のみならず，結膜にも上皮障害がみられる場合は重症ドライアイが疑われる。結膜上皮障害はフルオレセイン染色後にブルーフリーフィルターを用いて細隙灯顕微鏡で観察するとわかりやすい。角膜には密な SPK がみられるのに結膜には上皮障害がない場合には薬剤中毒性の角膜上皮障害が疑われるため，再度問診を詳細に行ったほうが良い。結膜弛緩症も角膜上皮障害の原因となる。下方の結膜弛緩症により角膜の下 1/3 程度に集簇した SPK がみられることがある。また，上方に結膜弛緩があると，上輪部角結膜炎や lid wiper epitheliopathy の原因となる[10]。

結膜の所見を取り終えた後，角膜の観察に移る。まずは角膜病変の部位をみる。感染性の角膜病変の好発部位は輪部血管から離れた角膜中心部

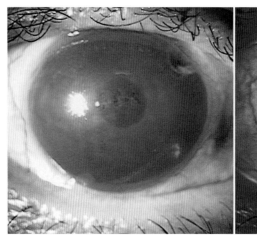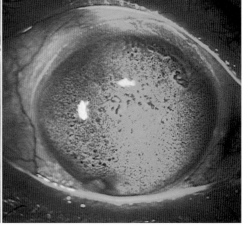

図 2. 角膜浮腫 a｜b

水疱性角膜症の症例
a：上皮下に水疱を伴い，全体的に透明性が低下している．
b：フルオレセイン染色写真．水疱形成がよくわかる．

や傍中心部である．一方，免疫が関与する非感染性角膜病変の好発部位は角膜周辺部である．モーレン潰瘍やリウマチ性角膜潰瘍は角膜輪部に沿って弧状に病変がみられる．同じ免疫が関与する角膜病変でも，カタル性角膜潰瘍は眼瞼と接触しやすい2時，4時，8時，10時の周辺部に好発する．また，病変と角膜輪部の間に正常な角膜（透明帯）が存在することも特徴である．春季カタルに伴うシールド潰瘍は角膜の中間周辺部に形成されやすい．病変の深さを観察することも重要である．同じ角膜ジストロフィであっても，病変が角膜実質浅層に限局していることが多いAvellino角膜ジストロフィはPTK（phototherapeutic keratectomy）の良い適応であるが，斑状角膜ジストロフィのように病変が実質深層にまで存在する場合は全層角膜移植の適応になる．細隙灯顕微鏡でもある程度病変の深さはわかるが，治療方針決定のための詳細な観察は後述の前眼部OCTを用いると良い．

　角膜病変の部位を確認したら次に病変の性状から病態について考える．角膜浮腫は角膜の含水量が増加した状態であり，角膜の透明性が低下する（図2）．何らかの原因による角膜内皮細胞の機能低下（ポンプ機能の低下）や上皮欠損によるバリア機能の破綻によって起こる[11]．デスメ膜皺襞を伴ったり上皮下に水疱を形成したりすることもあ

る．原因が上皮欠損なのか，内皮細胞数減少なのか，高眼圧なのか，前房内の炎症なのかによって治療方針が異なる．角膜浸潤は角膜内に好中球等の炎症細胞が浸潤している状態であり[11]，活動性炎症があることを示している．よって，結膜充血や血管侵入等の炎症所見を伴うことも多い（図3）．感染の場合は診断の参考となるような特徴的な所見がみられることもある[12]（表2）．炎症を抑制するためにはステロイドが必要であるが，炎症の原因が感染や異物であればまずはその原因を（あるいは同時に）治療する必要があり，最初からステロイドを使用すると病態の悪化を招く可能性がある．瘢痕は角膜外傷や感染の治癒後にみられる混濁で，実質欠損部に新たに産生されたコラーゲン線維やプロテオグリカンによる線維化による混濁と新生血管から漏出した血液成分の沈着により生じるものである[11]（図4）．すでに炎症はなく，かつての炎症の程度によって瘢痕混濁の程度も異なる．また，かつて血管侵入が存在したことを示すghost vesselsがみられることもある．すでに炎症はないのでステロイド等の薬物治療への反応は乏しく，混濁の程度によっては角膜移植といった外科的治療の適応になることがある．沈着は本来角膜内に存在しない物質が貯留することで透明性が低下している状態である（図5）[11]．角膜沈着を

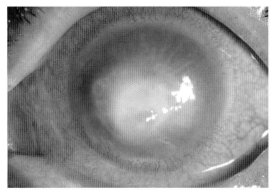

図 3. 角膜浸潤
真菌性角膜潰瘍の症例. 炎症細胞の浸潤および
浮腫による白色混濁を呈する. 結膜充血と前房
蓄膿を伴っている.

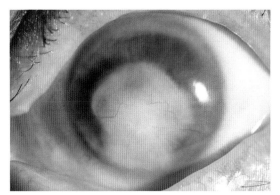

図 4. 角膜瘢痕
図3と同症例で真菌性角膜潰瘍治癒後. すでに充
血等の炎症所見はなく, 白色混濁が残っている.

表 2. 診断の参考になる感染性角膜疾患の所見

所　見	考えられる起炎菌
エッジの境界が不鮮明で羽毛状	糸状真菌
浸潤病巣と上皮欠損の範囲が異なる	真菌
浸潤が病巣周囲に限局	グラム陽性球菌
角膜全体に浸潤が強い （輪状膿瘍）	グラム陰性菌
Endothelial plaque	糸状真菌
免疫輪	真菌

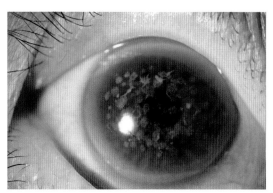

図 5. 角膜沈着
顆粒状角膜ジストロフィⅡ型の症例. 角膜上皮
下から実質浅層・中層にアミロイドやヒアリン
が沈着する.

きたす原因には炎症性疾患に伴う変性症とジスト
ロフィがあり[11], 疾患によって沈着物質の種類や
沈着部位が異なり, 治療法や術式も変わってくる
ため, 角膜沈着の原因と, 沈着が存在する部位と
深さをきちんと評価する必要がある.

以下はこれまでの診察所見をふまえて必要に応
じて追加する検査である.

角膜知覚

三叉神経が障害されると角膜知覚が低下し, 神
経麻痺性角膜症を生じる. 典型的なものではエッ
ジがロールアップした楕円形の遷延性角膜上皮欠
損がみられる. 中枢性の原因としては脳腫瘍・脳
腫瘍術後・ヘルペス感染があり, 末梢性の原因と

しては眼科手術・点眼薬の濫用・外傷・糖尿病等
がある[13)14)]. ヘルペスや脳腫瘍・外傷はほとんど
の場合片眼性であり, 患眼にのみ角膜知覚の低下
がみられるが, 糖尿病の場合は両眼同程度に知覚
が低下していることが多く, その重症度は糖尿病
網膜症の程度と相関する[15)]. 神経麻痺性角膜症で
は角膜知覚が低下しているため, 所見のわりに痛
みの訴えは少ないことが多い.

スペキュラマイクロスコープ

角膜内皮細胞の数や形態異常を確認するために
有用な検査である. 感染性角膜炎として紹介され
た患者が実は水疱性角膜症による角膜びらんだっ
たという症例を時々経験する. 局所的に浮腫がみ
られる場合は撮影部位を変えて観察することで内
皮所見が得られることもある. 検査で dark area
がみられればフックス角膜内皮ジストロフィの可
能性が高く, 細隙灯顕微鏡で典型的な beaten
metal appearance の所見がないかを確認する.

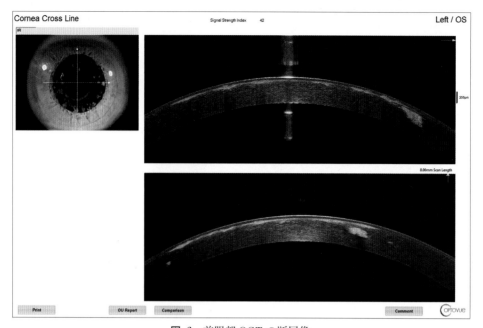

図 6．前眼部 OCT の断層像

顆粒状角膜ジストロフィⅡ型の症例．病変の深さや広がりがよくわかる．ほとんどは上皮下に限局しているが，一部実質中層にも沈着がある．

角膜形状解析・前眼部 OCT・波面センサー

角膜形状解析を行うことで，円錐角膜やペルーシド角膜変性といった角膜形状異常疾患を検出できる．不正乱視を検出できるので，こういった疾患の重症度や進行度の把握もできるうえ，角膜移植術や屈折矯正手術の術後評価にも役立つ[16]．前眼部 OCT では，角膜病変の深さや広がりを観察できる．また，従来のスリットスキャン式前眼部形状解析装置と違って角膜混濁があっても正確な角膜像が撮影でき（角膜後面のみならず，前房・隅角・水晶体まで描出可能），2 点間の距離も計測できるため，角膜疾患の治療方針・術式の決定にも役立つ[17]（図 6）．さらに波面センサーを用いると眼球全体の収差とともに角膜の収差も評価できる[11]．

病巣擦過物の塗抹検鏡・培養

病巣擦過物，あるいは眼脂を塗抹検鏡することで迅速診断および治療方針の決定に有用な情報が得られる．ギムザ染色では主に細胞成分を観察する．好中球が主体であれば細菌や真菌感染が疑われ，リンパ球がみられればアデノウイルス等のウイルス感染が疑われる．ただし，ヘルペス性角膜炎の場合は好中球とリンパ球が同程度にみられることが多い．好酸球がみられればアレルギーが関与している．グラム染色では細菌・真菌・アカントアメーバのシストが直接観察できる．細菌の場合はグラム陽性か陰性か，球菌か桿菌か，莢膜を伴うか等の所見からある程度原因菌が推察できる．真菌とアカントアメーバのシストはファンギフローラ Y 染色でも検出できる．感染が疑われる場合には塗抹検鏡だけではなく，同時に培養も行う必要がある．塗抹検鏡である程度原因微生物が推察できたとしても，薬剤感受性は不明のままであり，ブドウ球菌による感染と考えてキノロン系抗菌薬を使用していたら後日 MRSA が検出されることもある．耐性菌の問題もあるので，適切な抗微生物薬を選択するために培養結果もあわせて参考にしなければならない．

生体共焦点顕微鏡

生体共焦点顕微鏡（HRT Ⅱ-RCM）を用いると，生体角膜を非侵襲的にかつ経時的に観察できるため，組織を直接採取しなくても細胞レベルで病態が把握できる（*in vivo* biopsy）[18]．感染性角膜疾患

の症例では真菌やアカントアメーバのシスト等の病原体が観察でき，サイトメガロウイルス角膜内皮炎の症例ではOwl's eyeが観察できることもある．また，感染性角膜疾患では分葉核を持つ炎症細胞と思われる円形構造物が観察でき，角膜ぶどう膜炎等の非感染性角膜疾患ではリンパ球と思われる円形構造物がみられる．さらに，種々の炎症性角膜疾患において，上皮基底膜細胞からBowman層上に長い突起を持った樹状様細胞（ランゲルハンス細胞やマクロファージ）が観察できる．アデノウイルス等のウイルス感染後に多発性上皮下浸潤を生じ，ステロイドで一旦消失するものの，中止するとすぐに浸潤が再発する症例を時々経験する．筆者らはそのような症例に対して生体共焦点顕微鏡による検査を行い，樹状様細胞の有無をステロイド点眼継続・中止の目安としている（図7）．

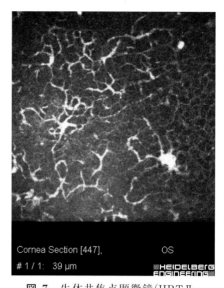

図7．生体共焦点顕微鏡（HRTⅡ-RCM）検査

ヘルペス性角膜炎症例でみられた角膜上皮層の樹状様細胞

まとめ

角膜疾患の診察をする場合，まずは問診・視診・細隙灯顕微鏡検査の所見によって病変の原因を推測し，次に必要に応じて角膜知覚・スペキュラマイクロスコープ・角膜形状解析・前眼部OCT・波面センサー・病巣掻爬・塗抹検鏡・培養・生体共焦点顕微鏡等の検査を追加する．原因に応じて治療方針を立てるわけだが，治療を開始するにあたり，まずは感染性なのか，非感染性なのかを見極め，特にステロイドの使い方を間違えないことが視力予後にとって非常に大切である．病態やそれに伴う所見は常に変化していくものであり，治療開始後も所見の変化に注意を払い，変化がでてきた場合や所見が停滞している場合には診断と治療の見直し，点眼薬の整理を継続的に行う必要がある．

文　献

1) 出口香穂里，近間泰一郎：難治性角膜潰瘍の診断と治療．MB OCULI，**59**：67-75，2018.

2) Maruyama Y, Ikeda Y, Yokoi N, et al：Severe Corneal Disorders Developed After Brimonidine Tartrate Ophthalmic Solution Use. Cornea, **36**：1567-1569, 2017.

3) 出口香穂里，近間泰一郎：角結膜の創傷治癒．専門医のための眼科診療クオリファイ30　眼の発生と解剖・機能，中山書店，pp.144-152，2016.

4) 山田昌和：角膜障害をきたす全身薬．あたらしい眼科，**35**(10)：1335-1338，2018.

5) 薗村有紀子，横井則彦：糖尿病角膜症における遷延性角膜上皮欠損．あたらしい眼科，**28**：1709-1710，2011.

6) Chikama T, Wakuta M, Liu Y, et al：Deviated mechanism of wound healing in diabetic corneas. Cornea, **26**：75-81, 2007.

7) 鈴木　智：MGD，マイボーム腺炎の診療エッセンス．あたらしい眼科，**32**(1)：17-23，2015.

8) 海老原伸行：MGD，春季カタルの病態．あたらしい眼科，**36**(3)：377-378，2019.

9) 井上智之：結膜下出血／充血．眼科，**60**(10)：1231-1234，2018.

10) 山田昌和：上輪部角結膜炎（SLK）．あたらしい眼科，**33**(10)：1461-1462，2016.

11) 西田輝夫：角膜実質の混濁．角膜テキスト．エルゼビア・ジャパン，pp.62-71，2010.
   Summary　角膜に関して総論から各論までわかりやすく詳細にまとめられている．

12) 出口香穂里：細菌性角膜炎．MB OCULI，**72**：

13-19, 2019.

13) Sacchetti M, Lambiase A：Diagnosis and management of neurotrophic keratitis. Clin Ophthalmol, **8**：571-579, 2014.

14) Yanai R, Nishida T, Chikama T, et al：Potential New Modes of Treatment of Neurotrophic Keratopathy. Cornea, **34**：121-127, 2015.

15) Saito J, Enoki M, Hara M, et al：Correlation of corneal sensation, but not of basal or reflex tear secretion, with the stage of diabetic retinopathy.

Cornea, **22**：15-18, 2003.

16) 湖崎　亮：角膜トポグラフィーを測定する目的は？. 身につく角膜トポグラフィーの検査と読み方. 金原出版, pp. 5-9, 2012.
    Summary 角膜トポグラフィーの原理から測定方法・読み方まで詳しく解説されている.

17) 相馬剛至：前眼部 OCT. 眼科グラフィック，**6**（6）：531-535, 2017.

18) 近間泰一郎：生体共焦点顕微鏡検査：メジカルビュー社, pp. 12-45, 2010.

MB OCULI．No. 100：43－52, 2021

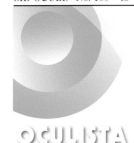

特集／オキュラーサーフェス診療の基本と実践

角膜形状異常疾患

清水ゆりえ[*1]　戸田良太郎[*2]

OCULISTA

Key Words：トポグラフィ(topography)，optical coherence topography：OCT，角膜高次収差(corneal higher order aberrations)，角膜屈折力マップ(axial power map)，円錐角膜(keratoconus)

Abstract：前眼部疾患の診断には細隙灯顕微鏡検査が必須である．大多数の疾患は細隙灯顕微鏡検査によって診断が可能である．しかし，近年の診断，治療法の進歩により細隙灯顕微鏡検査の弱点を補う相補的な検査が必要になっている．現在の角膜形状測定装置は，角膜前面のみの解析であるプラチド写真をもとに解析を行う装置と，光学断面を撮影し角膜の高さ情報を取得し角膜前後面の解析が可能な装置に大別できる．前者は，オートケラトメータやプラチド式角膜形状解析装置が属し，後者は，原理にスリット光を使用したものはスリットスキャン式角膜形状解析装置，光干渉断層計(optical coherence tomography：以下，OCT)を使用したものは光干渉式角膜形状解析装置と呼べる．そこで，これらの検査の使用目的，解析結果の要点について述べさせていただく．

測定装置

現在の角膜形状測定装置は，角膜前面のみの解析であるプラチド写真をもとに解析を行う装置と，光学断面を撮影し角膜の高さ情報を取得し角膜前後面の解析や角膜厚マップの作成が可能な装置に大別できる．前者は，オートケラトメータやプラチド角膜形状解析装置が属し，後者は，原理にスリット光を使用したものをシャインプルーク角膜形状解析装置，光干渉断層計(optical coherence tomography：OCT)を使用したものは光干渉角膜形状解析装置と呼べる(表 1)．

1．オートケラトメータ

1）原　理

最も一般的に使用される角膜形状解析装置であ

る．角膜前面にリング照明を角膜に投影し，角膜前涙液層の反射で生じる Purkinje-Sanson 第 1 像(マイヤー像)の大きさから，角膜傍中央 3 mm 領域における直交する強弱主経線の角膜曲率半径を測定し，keratometric index(1.3375)を用いて角膜屈折力を算出する．角膜曲率半径 r(mm)と角膜屈折力 K(D)の換算は，K＝337.5/r で行う．角膜屈折力は正常でおよそ 43±1 D であるので，40～46 D の範囲にあるかを確認する．

2）長　所

ケラトメータは，解析アルゴリズムがシンプルなのでデータの再現性が良い．そのため，正常な角膜であれば何ら問題なく正確な測定ができる．

3）短　所

角膜形状異常の有無と程度が定量化できないことである．Laser in Situ Keratomileusis(以下，LASIK)眼では，角膜屈折力が角膜中央と測定部位で異なるため，オートケラトメータを用いて眼内レンズ(intraocular lens：以下，IOL)度数計算

[*1] Yurie SHIMIZU，〒735-8585　広島県安芸郡府中町青崎南 2-15　マツダ株式会社マツダ病院眼科
[*2] Ryotaro TODA，〒734-8551　広島市南区霞 1-2-3　広島大学大学院医系科学研究科視覚病態学，病院診療講師

表 1. 各種角膜形状解析装置の特徴

	ケラトメータ	プラチド	シャインプルーク	光干渉
測定部位	傍中央の2点	広汎	広汎	広汎
結果の出力	角膜曲率半径	マップと指数	マップと指数	マップと指数
不正乱視判定	不可能	可能	可能	可能
対象	正常角膜のみ	正常～中等度の不正乱視	正常～高度の不正乱視	正常～高度の不正乱視
角膜後面	測定不可	機種により測定可	測定可	測定可
角膜厚	測定不可	機種により測定可	測定可	測定可
角膜混濁	△	△	○	◎
再現性	◎	○	△	△

1：ケラトメータが角膜曲率半径のみ表示されるのに対して，プラチド，シャインプルーク，光干渉の各装置は，得られた画像情報がデータ処理され，カラーコードマップや指数として表示される．そのため，角膜形状異常の診断だけでなく，角膜不正乱視等の角膜光学的特性の評価が可能である．

2：シャインプルーク，光干渉の装置は断層像であるので，角膜厚マップや角膜後面の評価が可能である．

3：光干渉の装置は原理にOCTを用いているので，混濁した角膜でも検査可能である．

4：検査の再現性は，解析アルゴリズムのシンプルなケラトメータが最も再現性が高い．カラーコードマップや指数はデータ処理されたものであることに留意する．

を行うと誤差が生じる．また，角膜不正乱視の評価はできないので，角膜形状が IOL 度数計算に影響する場合や高機能 IOL を検討する場合は不向きである．

2．プラチド角膜形状解析装置

1）原理

ビデオカメラを用いて撮影したマイヤー像をコンピューターに取り込み，得られた画像から自動的にリング間の距離を測定し角膜屈折力を算出する[1]．代表的な装置は topographic modeling system（TMS）である．従来は，角膜屈折力の大小を疑似カラー表示するカラーコードマップを作成し，角膜屈折力をパターンとして視覚的に表示することに機能が絞られていたが，センタリングの自動補正，円錐角膜の自動診断やフーリエ変換を行い角膜正乱視と不正乱視を分離できる等の新しい機能が追加されている．スリットスキャン式との複合機では，角膜前後面の光学的解析が可能になった．角膜前面の形状異常の検出に優れ，LASIK のスクリーニングや高機能 IOL の適応評

価，角膜不正乱視の検出やオルソケラトロジーレンズの効果判定等に有用である．2009 年に発売された TMS-5（トーメーコーポレーション）は，プラチド型角膜形状解析にシャインプルーク画像を補完できるので角膜後面の解析が可能になった．さらにフーリエ解析による高機能 IOL の適応評価も可能である．

2）長所

プラチド角膜形状解析装置は，角膜前面の形状異常の検出に最も敏感である．

3）短所

角膜変形が高度な症例ではマイヤーリングの読み飛ばしが生じること，涙液層の破綻前後で画像が異なるため結果の再現性に注意が必要である．

3．シャインプルーク角膜形状解析装置

1）原理

シャインプルーク角膜形状解析装置は，細隙灯顕微鏡のようにスリット光を用いて角膜をスキャンし，得られたスリット像の角膜前後面や虹彩前面のエッジを自動検出し，前眼部の三次元構造を

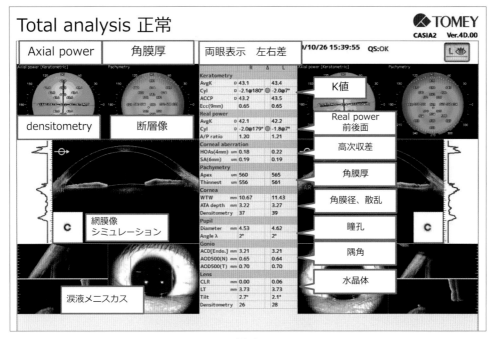

図 1.
Total analysis は，角膜前涙液層から水晶体までを左右同時にインデックスで解析できる．

解析する．代表的な機種は，シャインプルークカメラを回転させ角膜断面情報を取得するペンタカム™(オクルス社)である．

2）長 所

角膜前後面および角膜厚が評価できることに加えて，測定結果が涙液層に影響されない．Best-fit-sphere(BFS)に対する角膜前・後面の距離を示すエレベーションマップや Belin/Ambrosio エンハンスドエクタシアプログラム等によりさまざまな角膜形状異常の解析に加えて，角膜後面の Zernike 解析で光学的特性も評価することができる．また，前房深度測定や角膜，水晶体の混濁の定量化ができる．

3）短 所

測定時間が約1秒と比較的長いため，被検者の固視が悪い場合や，測定光に可視光を用いるので角膜混濁が強いと照明光による散乱により角膜の境界がディジタイゼーションされず，結果の正確性が低下する．

4．光干渉断層計(OCT)

1）原 理

OCT は，得られた角膜断面を三次元立体構築するものである．原理の違いによりタイムドメイン式，スペクトラルドメイン式，スウェプトソース式に大別される．代表的な機種は，前眼部専用 OCT としては，スウェプトソース式で測定波長 1,310 μm の光源を用いた CASIA2 Advance(トーメーコーポレーション)，後眼部用 OCT に専用アタッチメントを装着し撮影するスペクトラルドメイン式で波長 840 μm の光源を用いた RTVue-100®-100，iVue®-100 がある．

2）長 所

OCT の利点は，混濁組織の観察，高倍率の観察，定量化[2]である．また被験者にとっては，細隙灯顕微鏡と比較してまぶしさがなく，小児にも検査可能である．CASIA2 は，測定時間が0.34秒と短いため検査時の固視不良によるアーチファクトが少ないこと，測定範囲が最大直径 16 mm のため，角膜最周辺部を含めた広範囲な観察ができること，深さ方向の撮影範囲が6～13 mm になり角膜から水晶体までを撮影できる，加算平均画像のため高画質な断層画像が得られることが特徴である．さらに，total analysis(図1)では，Axial power map，pachymetry map，前眼部断層像，densitometry，角膜高次収差による網膜像のランドルト環シミュレーション，tear meniscus，前眼

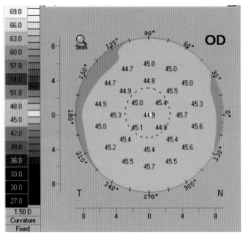

図 2.
正常角膜は，中央から周辺に向かい全方向でやや扁平
になる．

表 2. Axial power マップをチェックする際の"4 つの A"

- Asphericity（非球面性）
  正常角膜は，中央から周辺に向かい全方向でやや扁平になる．
- Asymmetry（非対称性）
  正常角膜は，上下左右で対称パターン，左右眼は正中線に対して線対称である．
- Astigmatism（乱視）
  正乱視は，垂直か水平の蝶ネクタイパターンで，強弱主経線は直線で直交する．
- Abnormal steepening or flatterning（異常な急峻化，扁平化）
  正常では異常な急峻化，扁平化を認めない．

部カラー写真の 7 種類を各インデックスとともに表示される．これにより角膜前涙液層から水晶体までのフルオートスクリーニングが可能である．

3）短　所

OCT 機種間で比較すると，測定波長による解析範囲の違いや解像度による分解能の差があるため，予め測定目的を明確にする必要がある．

検査目的

角膜形状解析の目的は，角膜曲率半径の測定，角膜形状異常の判定，角膜不正乱視に対する評価の 3 つである．角膜形状異常の診断はマップ全体による定性的解析を行い，視機能への影響は瞳孔領上のパターンを解析する．光学的特性の評価は，角膜屈折力，角膜正乱視，および不正乱視に対する指数をはじめとした定量的解析を行う．

1．角膜曲率半径の判定

角膜曲率半径の測定は，白内障手術における IOL 度数の計算，ハードコンタクトレンズのベースカーブの決定，トーリック IOL の適応決定における角膜乱視の評価で使用される．

2．角膜形状異常の判定

角膜形状異常の判定は，角膜が透明であるにもかかわらず見え方に不満を訴える場合に重要である．軽度の円錐角膜やペルーシド角膜辺縁変性等の角膜形状異常をきたす疾患や眼科手術後や角膜疾患等で二次的に生じた角膜形状異常の有無を評価する際に有用である．角膜形状異常の判定はマップ全体による定性的解析を行う．LASIK 希望者のスクリーニングにおける円錐角膜の除外診断や白内障手術術前における多焦点やトーリック IOL の適応決定では，臨床上問題となる角膜形状異常の有無を確認することは大変重要である．角膜屈折力は，代表的な axial power，局所の角膜形状を反映する instantaneous power，眼内レンズの度数計算に向いている optical power がある．図 2 に正常眼の axial power マップを示す．マップをチェックする際は，"4 つの A"（表 2）を系統的にチェックする．

3．角膜不正乱視の評価

眼表面は眼光学系における最大の屈折面であり，Snell の法則で説明されるように空気と角膜前

涙液層の屈折率（空気1.00，角膜前涙液層1.336）の差が大きいため，角膜前涙液層の形状のわずかな変化でも，角膜屈折力は大きく変化する．すなわち，細隙灯顕微鏡検査で所見がなくても，瞳孔領の角膜形状や角膜前涙液層の性状の変化が僅かでも存在すれば，角膜不正乱視が生じ，視機能に対して悪影響を及ぼす．そのような場合，角膜形状解析で角膜不正乱視を定量的に評価する．

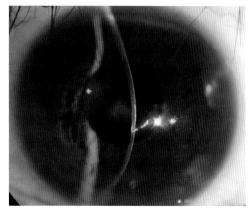

図 3. 円錐角膜の細隙灯顕微鏡所見
角膜下方の突出および非薄化がある．

角膜形状異常の診断

1．円錐角膜

円錐角膜は，透明な角膜中央部の角膜実質が緩徐に進行性に非薄化し，非薄部が前方に円錐状に突出する疾患である．角膜突出の頂点は，中央やや下方に偏心していることが多く，この変形が角膜不正乱視の原因である．細隙灯顕微鏡検査により角膜中央やや下方の角膜実質の非薄化と前方突出を認める（図3）．

角膜形状解析では，axial power map における角膜前面の局所的急峻化が特徴的で[3]，角膜中央と周辺の屈折力差が大きくなる．また，強弱主経線が曲線化することもあり，これは lazy 8 figure と呼ばれる．本症の elevation map では，角膜前後面ともに島状の突出パターンとなり，この突出部位は角膜中央やや下方に位置し角膜厚マップの最非薄部と一致する（図4）．進行した症例では，細隙灯顕微鏡検査のみで比較的容易に行えるが，円錐角膜疑いでは，矯正視力が良好で細隙灯顕微鏡検査で異常を認めないので，角膜形状解析装置が有用である（図5，6）．また，患眼に円錐角膜を認め，僚眼が矯正視力良好，細隙灯顕微鏡検査で明らかな円錐角膜の所見がないうえ，プラチド角膜形状解析装置を用いても円錐角膜に特徴的な所見を認めないものは，forme fruste keratoconus（FFK）[3]と呼ばれている．

2．ペルーシド角膜変性

ペルーシド角膜変性は，透明な角膜の下方周辺部が非薄化する疾患である．円錐角膜の類縁疾患であり，片眼に円錐角膜がみられたり，同一角膜に円錐角膜を認めたりすることもある．細隙灯顕微鏡検査では，角膜下方周辺部に帯状の非薄化と前方突出がみられる（図7）．角膜形状解析における特徴は，円錐角膜が突出部位と非薄部が一致するのに対して，ペルーシド角膜変性では病変部位が角膜最周辺部にみられ，突出部位は非薄部よりやや上方に位置する点である．Axial power map ではカニの爪パターンを示すことが知られている（図8）．注意点は，角膜中央は厚みが正常で平坦化し倒乱視となることが多く，角膜傍中央のみを測定するオートケラトメータのみでは見逃されやすく，円錐角膜の自動診断プログラムでも陰性になりやすい．

3．屈折矯正術後

エキシマレーザーを用いた屈折矯正手術は，マイクロケラトームを用いてフラップを作成し，その下の角膜ベッドにエキシマレーザーを照射した後に，フラップを元の位置に戻す LASIK と photorefractive keratectomy（PRK），epi-LASIK 等の surface ablation に大別される．細隙灯顕微鏡検査では，LASIK がレーザー切除部位の境界が明瞭で判別しやすいのに対して，surface ablation では境界がなく見逃しやすい．

角膜形状解析では，近視 LASIK 術後の場合，axial power map では optical zone が矯正量に応じて寒色系で表示され，正常な角膜が全経線方向で角膜中央より周辺が扁平化している prolate shape であるのに対して，近視 LASIK 眼では角膜周辺が中央より急峻化している oblate shape に

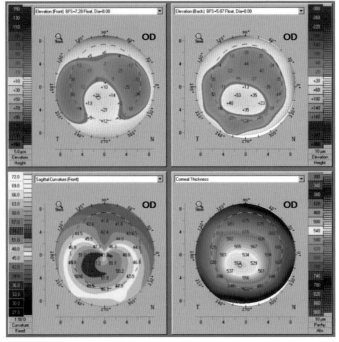

図 4. 軽度円錐角膜の角膜形状解析
左上が前面 elevation map，右上が後面 elevation map，左下が
axial power map，右下が pachymetric map（以下同様）.
上段の elevation map は，角膜前面および後面は，角膜中央や
や下方が島状に前方突出している．Axial power map は角膜下
方の局所的急峻化があり，角膜厚マップの最非薄部が急峻化し
ている部位と一致していることがみてとれる．

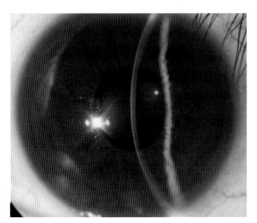

図 5. 円錐角膜疑いの細隙灯顕微鏡所見
角膜下方の突出や非薄化はみられず，一見
正常である．

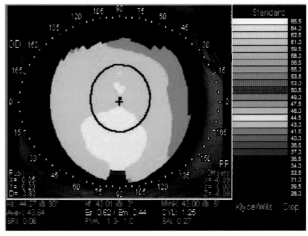

図 6. 円錐角膜疑いの角膜形状解析
角膜下方に上下非対称な軽度の局所的急峻化がある．離
心率と乱視量以外の指数は正常範囲である．

なっており，正常角膜とは異なる球面性を有して
いることがわかる[4]（図 9）．非球面性は，離心率（e
値）で算出した場合，plolate 形状では正値，oblate
形状では負値になり，Q 値（$= -e^2$）で算出した場

合，plolate 形状では負値，oblate 形状では正値に
なる．

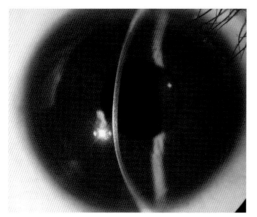

図 7. ペルーシド角膜変性の細隙灯顕微鏡検査
角膜下方周辺部の非薄化があるが,
わかりにくい.

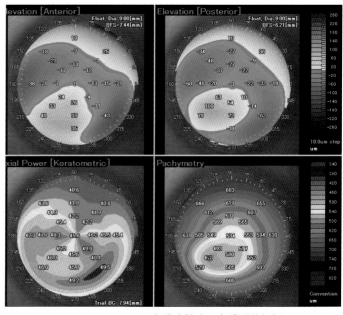

図 8. ペルーシド角膜変性症の角膜形状解析
Elevation map は, 角膜前・後面において角膜下方に島状
の前方突出があり, axial power map は角膜下方にカニの
爪パターンを示す強主経線の曲線化がある. 円錐角膜と
異なる点は, 角膜厚マップの最非薄部が急峻化している
部位と一致しないことである.

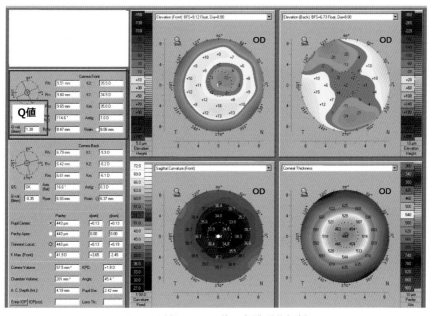

図 9. 近視 LASIK 後の角膜形状解析
Elevation map は, 角膜前面中央が寒色で central sea パターンであるのに対して
後面は鞍型で正常パターンである. Axial マップは角膜中央が寒色で周辺が暖色の
oblate 形状を示し, 角膜厚マップでは最非薄部が中央にあり周辺と比較し厚みの
変化が急激である. Q 値 $(=-e^2)$ は, oblate なので正値である.

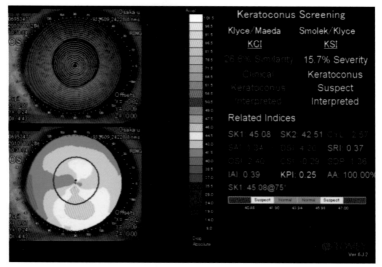

図 10. Keratoconus screening system
ニューラルネットワークシステムを利用した Smolek/Klyce 法は
15.7%，エキスパートシステムを利用した Klyce/Maeda 法は 26.6% と
両プログラムとも円錐角膜パターンを検出している.

治療方針決定のための解析法

1. 屈折矯正手術の適応決定

エキシマレーザー屈折矯正手術において最も注意すべき合併症は，角膜拡張症(keratectasia)である．とりわけ円錐角膜では，角膜実質が脆弱化し円錐角膜が進行するため，円錐角膜に対するLASIK は禁忌である．進行した症例は，診断に苦慮することは少ないが，細隙灯顕微鏡検査にて一見正常にみえる円錐角膜疑いや，見逃しやすい軽度円錐角膜では，角膜形状解析を行って円錐角膜パターンを評価する(図6)ことや自動検出プログラム[5](図10)を用いて定量的に診断することが重要である．また，白内障手術においても，トーリック IOL や多焦点 IOL を使用する場合には，角膜不正乱視の有無と程度を角膜形状解析でチェックする必要がある．

2. 眼内レンズ度数計算

現在の白内障手術における術後屈折値には高い精度が求められ，小切開による医原性乱視の軽減に加えて IOL 度数計算式の発達と光学式眼軸長測定装置により予測値からの誤差が少ない結果が得られるようになった．正常角膜はオートケラトメータで正確に角膜屈折力が測定できるが，角膜屈折力が角膜中心と傍中央で差がある場合，角膜

前後面の曲率比が正常と異なる場合は，術後屈折誤差が大きくなる．また，トーリックや多焦点等の高機能 IOL では，瞳孔領の角膜不正乱視の評価も必要である．CASIA2 では，水晶体イメージング機能にも優れ，水晶体後面，前部硝子体までの画像が取得できる．Cataract Surgery：CICS プログラム(図11)は，高機能 IOL 適応評価に有用である．

3. 治療的角膜切除術(phototherapeutic keratectomy：PTK)の適応評価

PTK は，エキシマレーザーを用いて表層角膜切除を行うもので，2012 年の診療報酬改定により，角膜ジストロフィまたは帯状角膜変性に限り保険請求が可能になった．目的は，混濁の除去による角膜透明性の改善と角膜上皮の不整性を改善する2点にある．角膜中央実質は若干平坦に切除されるため，+2.2〜+3.1 D の術後遠視化が報告されており，切除深度は必要最小限にする必要がある．治療においては，シャインプルークカメラ，OCT を用いて，混濁の深さと角膜厚分布の関係を事前に評価する thickness profile が重要である．また，角膜上皮面が平滑であれば，レーザーで角膜上皮切除を行い実質の切除を行って良いが，隆起性病変で角膜上皮が不整であれば，照射前にゴルフ刀にて角膜上皮とアミロイド等の隆起

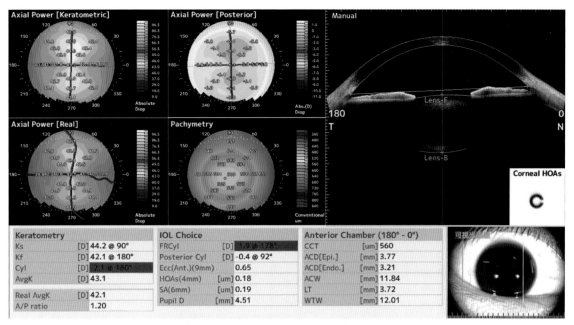

図 11. CASIA2 による CICS プログラム
Real Avgk（角膜前後面の実測値から算出した角膜全屈折力），Ecc（離心率），
HOAs（角膜全高次収差），SA（角膜球面収差）．CCT（中心角膜厚）を表示する．

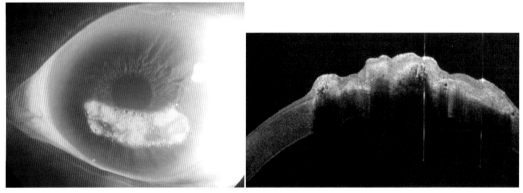

図 12. 続発性アミロイドーシスの SD-OCT 断層像
角膜下方に弧状の隆起性病変を認める．

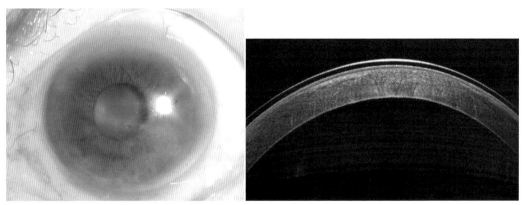

図 13. 切除後の SD-OCT 断層像（SCL 装用下で撮影した）
沈着は除去され，角膜前面の平滑性が得られているが，瘢痕と推測される実質浅層の
高輝度反射は残存している．

性病変を除去してから，ヒアルロン酸点眼等を使用しスムージングの照射を行う(図12，13).

おわりに

　角膜形状解析装置は，短時間に多くの情報を得ることができ，前眼部疾患の診断と重症度の定量化だけでなく，手術計画や術後評価に有用な装置である．非侵襲，非接触で検査できるためコメディカルでも検査が行えるが，検査結果が治療方針に直結しているため測定結果の再現性に注意が必要である．見落としを避けるためにいつも同じ手順で系統的にみる習慣を身につけることで，効率的かつ精度の高い診療が行える．

文　献

1) Klyce SD：Computer-assisted corneal topography. High-resolution graphic presentation and analysis of keratoscopy. Invest Ophthalmol VisSci, **25**：1426-1435, 1984.

2) Maeda N：Optical coherence tomography for corneal diseases. Eye Contact Lens, **36**：254-259, 2010.
   Summary　前眼部 OCT を用いた各種前眼部疾患における特徴と解釈の仕方を解説した論文である.

3) Randleman JB, Woodward M, Lynn MJ, et al：Risk assessment for ectasia after corneal refractive surgery. Ophthalmology, **115**：37-50, 2008.

4) Savini G, Hoffer KJ, Barboni P, et al：Influence of corneal asphericity on the refractive outcome of intraocular lens implantation in cataract surgery. J Cataract Refract Surg, **41**：785-789, 2015.

5) Maeda N, Klyce SD, Smolek MK, et al：Automated keratoconus screening with corneal topography analysis. Invest Ophthalmol Vis Sci, **35**：2749-2757, 1994.
   Summary　トポグラファーによる角膜形状異常の検出にエキスパートシステムを用いた人工知能プログラムが有用であることを示した先進的かつ革新的な論文である.

MB OCULI. No. 100：53－60, 2021

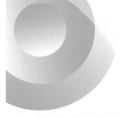

特集／オキュラーサーフェス診療の基本と実践

コンタクトレンズ

重安千花*

Key Words： 酸素透過係数(Dk 値)，シリコーンハイドロゲル(silicone hydrogel：SH)，ソフトコンタクトレンズ (soft contact lens：SCL)，ハードコンタクトレンズ(hard contact lens：HCL)，ヒドロキシエチル メタクリレート(hydroxyethyl methacrylate：HEMA)

Abstract： コンタクトレンズは改良を重ね，より安全で快適に装用できるようになった．しか しながらその一方で装用者数の増加に伴い，感染性角膜炎による重篤な眼障害により失明する 例も報告されている．コンタクトレンズ診療ガイドラインに基づき「国民の眼の健康を守る」こ とが眼科医の使命であり，コンタクトレンズ診療につき再確認したい．

はじめに

コンタクトレンズ(contact lens：CL)の装用者 数は 1,700 万人と報告され[1]，人口 7 人に 1 人と いわれている．CL は 2005 年 4 月の薬事法の改正 に伴い高度管理医療機器(クラスⅢ)として医薬品 医療機器法の規制対象となった．クラスⅢには人 工呼吸器や人工透析器等が分類され，「不具合が 生じた場合，人体へのリスクが比較的高いと考え られるもの」と定義されている．装用者数の増加 に伴い重篤な眼障害の報告もされ[2)3)]，中でも感染 性角膜炎のために失明する症例もある．本稿では 重篤な眼障害を予防すべく，CL の診療の基本に つき振り返りたい．

コンタクトレンズの分類

1．素材による分類

a）ハードコンタクトレンズ(hard contact lens：HCL)

①Polymethyl methacrylate(PMMA)製 CL： ガスを透過しない素材．

②ガス透過性 HCL(rigid gas permeable contact lens：RGPCL)

b）ソフトコンタクトレンズ(soft contact lens：SCL)

①ハイドロゲル(hydrogel)CL：ヒドロキシエ チルメタクリレート(hydroxyethyl methacrylate：HEMA)素材に代表され，水を介して酸素透 過性を有するため酸素透過係数(Dk 値)を考慮す る必要がある．水分量が多いため，柔らかく装用 感の良いものが多い．

②シリコーンハイドロゲル(silicone hydrogel：SH)CL：素材自体が高酸素透過性を有し乾 燥しづらいが，やや硬めのレンズが多く，脂質汚 れに弱い．

SCL は米国食品医薬品局(Food and Drug Administration：FDA)により現在はグループ Ⅰ～Ⅴに分類されている[4]．

従来のハイドロゲル素材の SCL の性状は含水 率と帯電性で分類をして，含水率は 50％を境にレ ンズを高含水と低含水に，またレンズ材料に使用 されたイオン性モノマーの帯電性でイオン性と非 イオン性に 4 つに分類をしている．グループⅠ(低

* Chika SHIGEYASU，〒166-0012　東京都杉並区和 田 2-25-1　佼成病院眼科

含水・非イオン性），グループⅡ（高含水・非イオン性），グループⅢ（低含水・イオン性），グループⅣ（高含水・イオン性）である．含水率が高いレンズの特徴は，透過する水に溶けた酸素量も増える一方で，さまざまな物質も吸着または取り込まれる．また帯電性は，多くのイオン性ポリマーは涙液中ではマイナスに帯電するメタクリル酸が含まれるため，イオン性のレンズでは涙液中のプラスに帯電したタンパク質が理論的には吸着しやすいとされる．

SH 素材の SCL は，素材自体が高い酸素透過性を持ち撥水性，親油性であるため従来の帯電性では分類することができず，グループⅤとして新たに分類された．

2．装用方法による分類

a）終日装用（daily wear）

起床後に CL を装用し，就寝前までに外す装用方法．

b）連続装用（extended wear）

就寝時も連続して装用する方法．日本では最長 30 日まで許可された CL があるが，安全性の面から特別な場合を除き，推奨されない．

c）就寝時装用（overnight wear）

就寝時に装用することにより角膜曲率を変えるオルソケラトロジーレンズが該当する．

3．装用スケジュールによる分類

a）使い捨て SCL（disposable soft contact lens：DSCL）

一度外したら再使用しないレンズを指し，毎日交換（1 日）と連続装用（最長 1 か月）のレンズがある．

b）頻回交換型 SCL（frequent replacement soft contact lens：FRSCL）

通常は終日装用し，消毒のうえ，最長 2 週間で交換する．

c）定期交換型 SCL（planned replacement soft contact lens：PRSCL）

通常は終日装用し，消毒および蛋白除去を行ったうえで，最長 1～3 か月で交換する．

d）従来型 SCL（conventional soft contact lens）

通常は終日装用し，消毒および蛋白除去を行ったうえで，レンズの寿命に至るまで 1 年～1 年半程度使用する．

コンタクトレンズ装用による眼表面への影響

1．角膜の代謝機構

角膜は組織の維持のための代謝活動に主にグルコースからアデノシン三リン酸（adenosine triphosphate：ATP）を得ている．角膜は血管が存在しないために涙液と前房水からグルコースを獲得し，また睡眠という閉瞼に伴う厳しい酸素条件下に耐える必要がある[5]．

a）エネルギー源としてグルコースの獲得

血清中のグルコース濃度（血糖値）が約 70～120 mg/dl であるのと比較し，涙液中のグルコース濃度は 3 mg/dl と非常に低いため，主に前房水中のグルコース（濃度は約 50～70 mg/dl）より角膜はエネルギーを得ている[6]．好気性条件下ではグルコースの消費量より取り込み能のほうが大きく，余剰のグルコースはグリコーゲンとして角膜上皮基底細胞内に蓄えられているが，嫌気性条件下ではグルコースの消費量が大きくなる．

b）エネルギー代謝のための酸素の供給

角膜は主に涙液から酸素を得ており，一部前房水からも供給を受けている．角膜は開瞼時と閉瞼時で大きく条件が異なり，涙液中の酸素分圧は，開瞼時は大気とほぼ同等の 155 mmHg と高いが，閉瞼時は結膜血管からの拡散によるため 40～55 mmHg と 1/3 程度に低下する．

c）角膜のエネルギー代謝（図 1）

グルコースの主な代謝経路には Embden-Meyerhof 経路，Tricarboxylic acid（TCA）cycle（Klebs cycle），hexose monophosphate shunt（pentose phosphate pathway），sorbitol pathway がある．

Embden-Meyerhof 経路は好気性の条件下ではグルコースから分解されたピルビン酸はミトコンドリア内の TCA cycle に入り，1 分子のグルコー

スから合計 36 ATP を得る．嫌気性の条件下では
ピルビン酸は乳酸に分解され，合計 4 ATP が産生
される．角膜細胞ではミトコンドリアの発達が悪
いこと，閉瞼時の低酸素環境に耐えるため日頃か
ら嫌気性解糖が占める割合が多く，乳酸に分解さ
れる割合が多い．

Hexose monophosphate shunt は nicotinamide
adenine dinucleotide phosphate（NADPH）を生成
し，核酸代謝に利用している．この経路によるグ
ルコース利用率が高いことも角膜上皮細胞の特徴
である．

Sorbitol pathway はグルコースをアルドース還
元酵素によりソルビトールとフルクトースに変換
する．ソルビトールが蓄積すると細胞障害を引き
起こす．

2．CL 装用時の代謝機構

CL を装用すると低酸素状態になり，好気性解
糖が減り ATP 産生が低下する．グルコースの需
要量が増し貯蔵グリコーゲンを分解し始め，嫌気
性解糖に傾きピルビン酸が乳酸に分解され，角膜
上皮や実質内に蓄積する．一部は好気性解糖され
二酸化炭素と水に分解されるが，CL により二酸
化炭素や乳酸の放出が妨げられるため，角膜実質
中に二酸化炭素や乳酸が蓄積し，pH が低下する．
乳酸が過剰になると，浸透圧が上昇し角膜浮腫を
生じる．また乳酸と二酸化炭素の蓄積によるアシ
ドーシスの結果，代謝酵素活性の低下をもたら
し，さまざまな細胞機能の低下が引き起こされ
る[7)~9)]．対策として CL の酸素透過性と涙液交換が
重要であり，涙液交換は瞬目回数，瞬目の仕方や
fitting が影響する．

a）HCL と SCL のエネルギー代謝

HCL は CL の直径が 7.5～9.0 mm 程度と角膜
径より小さく，涙液交換率は瞬目ごとに 20% 程度
あるため[10)]，酸素分圧を保つことができる．

SCL では 2～3% 程度と算出され[11)]，実際は SCL
自体の酸素透過性が重要になる．その指標になる
ものが，Dk 値（単位：$\times 10^{-11}$(cm^2/sec)・(mlO_2/
ml・mmHg)）である．

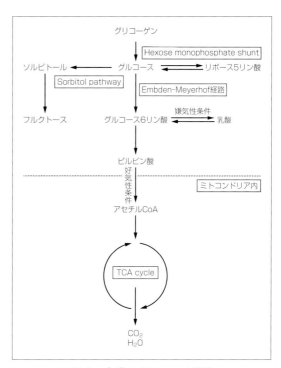

図 1．角膜のグルコース代謝
特徴は①嫌気性解糖が占める割合が多く，乳酸
に分解される割合が多いこと，②Hexose mono-
phosphate shunt 経路によるグルコース利用率が
高いことである．

b）安全な Dk/L 値

Dk 値は CL 素材の酸素の透過性を示す数値で
あり，D は CL 素材の酸素の拡散係数，k は素材
に対する酸素の溶解係数（ヘンリーの法則）であ
る．臨床の場では，CL の製品としてレンズの厚
みの影響を考慮した Dk/L 値（単位：$\times 10^{-9}$(cm/
sec)・(mlO_2/ml・mmHg)）が用いられ，温度を
35℃に設定し，-3.00 D の製品の中心厚を測定し
た実測値である．

Holden らは角膜浮腫の面から必要な Dk/L 値を
検討し，終日装用では 24.1，連続装用では理想的
には 87.0 であるが，34.3 以上なら許容範囲と報
告している[9)]．Harvitt らは CL 装用に伴う pH 低
下による影響を考慮し，角膜全体で酸素不足を起
こさないためには終日装用では 35，連続装用では
125 の Dk/L 値が必要であると報告し，さらに厳
しい基準を呈示している[12)]．

素材自体が高い酸素透過性を持つ SH 素材の
SCL の登場により条件をクリアできるように
なったが，SH 素材の SCL であっても重篤な合併

症である感染性角膜炎の回避はできていない．なお一般的にカラー CL は，レンズ径を大きくするためベースカーブ（base curve：BC）を小さくし，ややタイトフィッティングにすることにより角膜中央に安定させているものが多く，また着色により素材の厚いレンズが多く，酸素透過性が通常のレンズと比較して低くなりやすい点には十分な注意が必要である[13]．

コンタクトレンズ処方

1．スクリーニング検査

眼科疾患の有無を考慮したうえで，CL の可否，継続や変更の必要性について検討する．詳細は「コンタクトレンズ診療ガイドライン」を参照願いたいが[1]，特に眼鏡の有無や眼鏡度数変更の必要性等は忘れることが多く，確認する必要性がある．

2．CL の選択

装用者の希望する CL とスクリーニング検査の結果をふまえ，レンズの選択を行う．希望するレンズと医学的に推奨されるレンズが一致しないこともあり，CL 装用に伴う重篤な感染症を含めたリスクにつき十分な説明と同意の取得が必要になる．

一般的に CL の処方箋には，製品名，BC，レンズの度数，レンズのサイズを記載する．HCL・SCL のいずれにおいても，トライアルレンズによりフィッティング検査を行ったうえで処方する．装用直後は眼表面の刺激により流涙が生じていることが多く，フィッティング検査は流涙がおさまってから細隙灯顕微鏡で確認する．なお静止時と瞬目時で確認をする必要がある．

また度数を決定する際に ±4 D 以上の場合は，角膜頂間距離の補正を行う．眼鏡と比較し CL は角膜上にあるため，網膜までの焦点距離が短くなる．一般的に眼鏡のレンズは角膜頂点からの距離が 12 mm で作成されているため，眼鏡度数を換算する必要がある．

$$D_{CL} = \frac{D_{SP}}{1 - 0.012 \times D_{SP}}$$

D_{CL}：CL の屈折力（Diopter：D）

D_{SP}：眼鏡の屈折力（D）

マイナス度数の場合は，CL 度数は眼鏡度数よりも弱度になり，プラス度数の場合は強度になる．臨床では補正表を用いる．

3．HCL

a）HCL トライアルレンズの選択

①**BC**：7.5～9.0 mm 程度で作成されているものが多い．トライアルレンズの選択として，①角膜曲率半径の中間値に +0.05～0.10 mm 加算して最も近い BC，②弱主経線値に最も近い BC を選択する方法がある．

②**度数**：トライアルレンズ（一般的には −3.0 D のものが多い）を装用した状態で，追加矯正を行う．±4 D 以上の度数の場合は，角膜頂間距離の補正を行う．

③**サイズ**：8.5～9.5 mm 程度で作成されているものが多い．トライアルレンズのサイズはレンズの種類ごとに 1 種類のみ準備していることが多く，状況によっては異なるサイズのトライアルレンズを取り寄せることもある．レンズ径を小さくするとフラットに，大きくするとスティープになる．

b）HCL フィッティング検査（図 2）

①フルオレセイン染色なしで，レンズのセンタリング，動き，静止位置等を確認する．

②フルオレセイン染色後，まずレンズが角膜の中央にある状態で確認する．レンズの中央部，中間周辺部，再周辺部（ベベル部分）に分けて評価する．その後，瞬目時のレンズの動き，涙液交換を確認する．中間周辺部は軽度フラット気味を目指したほうが，動きが良い．

③BC を変更する場合は，角膜とレンズとの間の涙液レンズに変化が起きるため，レンズの度数も変更する必要がある．BC を 0.05 mm フラットにしたら涙液レンズは凹レンズが強くなるためレンズの度数を +0.25 D，スティープにしたら凸レンズが強くなるためレンズの度数を −0.25 D 変更する．

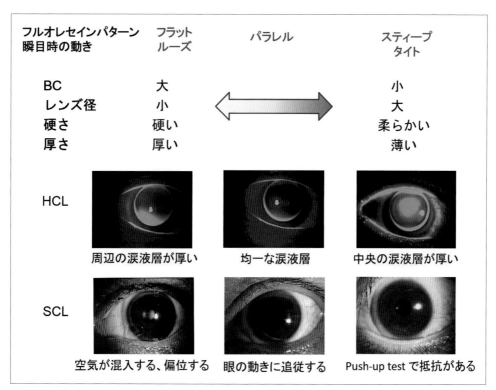

フルオレセインパターン 瞬目時の動き	フラット ルーズ	パラレル	スティープ タイト
BC	大		小
レンズ径	小		大
硬さ	硬い		柔らかい
厚さ	厚い		薄い
HCL	周辺の涙液層が厚い	均一な涙液層	中央の涙液層が厚い
SCL	空気が混入する、偏位する	眼の動きに追従する	Push-up test で抵抗がある

図 2．コンタクトレンズのフィッティング

トライアルレンズを装用後，流涙がおさまってから確認をする．静的には角膜がレンズの
中央に位置した状態で，動的には瞬目時および上下左右を確認する．
BC：ベースカーブ，HCL：ハードコンタクトレンズ，SCL：ソフトコンタクトレンズ

4．SCL

a）SCL トライアルレンズの選択

①**BC**：8.3～9.0 mm 程度で作成されているものが多い．角膜曲率半径の弱主経線値よりも0.7～1.0 mm フラットな BC のトライアルレンズを選択するが，DSCL のなかには BC が 1 種類しかないものも多く，フィッティングに問題があればレンズの種類を変更する．ただし SCL は含水率が高いために，眼表面となじんでくると BC 自体に変化が起こり，フィッティングが改善されることが多い．

②**度数**：自覚的屈折力を基準に，希望する度数を選択する．±4 D 以上の度数の場合は，角膜頂間距離の補正を行う．

③**サイズ**：13.5～14.5 mm 程度で作成されているものが多い．選択できないことが多い．

b）SCL フィッティング検査（図 2）

①SCL はフルオレセイン染色なしで，確認する．レンズのセンタリング，動き，静止位置等を確認する．0.1～0.5 mm の動きがあれば問題ない．

②薄型のレンズでは瞬目時に動きが少ないものもあり，下眼瞼越しに SCL を指でレンズエッジを軽く押し上げ（push-up test），スムーズにレンズが動くか確認する．抵抗があり，レンズを上方にずらすことが困難な場合はタイトと判断し，レンズの変更を検討する．

c）特殊な SCL 処方時の注意点

①**トーリック SCL**：残余乱視により十分な視力矯正が得られない場合に選択する．なお乱視を完全矯正する必要はなく，自覚的に満足できる度数を目指す．トライアルレンズを装用後，少なくとも 10 分程度を経て軸が安定してから確認する．

②**遠近両用 SCL**：加入度数に限界があるため，CL 装用者で調節力が残っている初期の老視が良い適応である．低加入から開始し，両眼での自覚的な見え方を重視する．

③**カラー SCL**：Dk 値が高く，色素がサンドイッチ状に着色され凹凸がないものが好ましい．

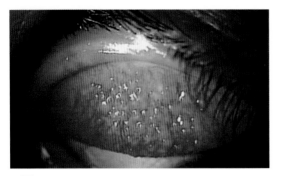

図 3. Contact lens-related papillary conjunctivitis（CLPC）：びまん型
免疫反応の関与がみられ，ヒドロキシエチルメタクリレート CL に多い.

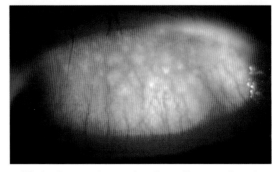

図 4. Contact lens-related papillary conjunctivitis（CLPC）：局所型
機械的刺激の関与がみられ，シリコーンハイドロゲル CL に多い.

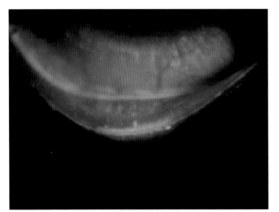

図 5. Lid wiper epitheliopathy（LWE）
SCL 装用により眼瞼縁結膜と眼表面の摩擦の増加により生じる.

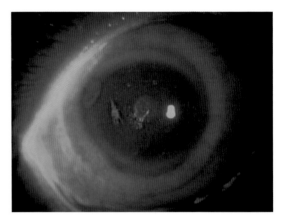

図 6. 輪部結膜の染色
SCL のエッジと球結膜の摩擦により生じる.

また先述の通りタイトフィッティングになっていないか確認をする必要がある.

コンタクトレンズ装用者の合併症

　日本眼科医会による眼障害の調査報告によると[3]，CL 関係の受診者のうち 4.4% に眼障害がみられ，アレルギー性結膜炎が最多で 18.7%，次いで点状表層角膜症 14.6%，毛様充血 13.6% と続き，角膜潰瘍や角膜浸潤も 9.5% にみられたと報告されている. 合併症の予防には装用者のニーズに合ったレンズを選択し，ケアの重要性を装用者に理解していただく必要がある. 本稿では部位別に主要所見を提示する.

1．結　膜
1）眼瞼結膜の障害
a）巨大乳頭結膜炎
　CL の装用による上眼瞼結膜の乳頭結膜炎を総称して contact lens-related papillary conjunctivitis：CLPC と呼ぶ. そのなかでも乳頭の直径が 1 mm 以上の乳頭結膜炎を巨大乳頭結膜炎（giant papillary conjunctivitis：GPC）と呼ぶ.

　①びまん型：アレルギー要因として免疫反応の関与がみられ，古典的には蛋白汚れのつきやすいイオン性の HEMA 素材の SCL に多いとされる（図 3）.

　②局所型：レンズと眼瞼結膜との機械的刺激の関与が考えられて，比較的硬めの SH 素材の SCL に多いとされる（図 4）.

b）Lid wiper epitheliopathy：LWE（図 5）
　CL 装用により眼瞼縁結膜と眼表面の摩擦が強

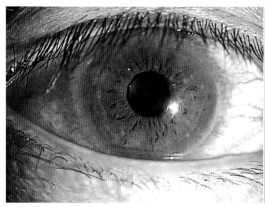
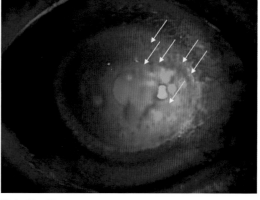

図 7. 多発性角膜浸潤
ケア用品や細菌毒素に対するアレルギー反応と考えられている.

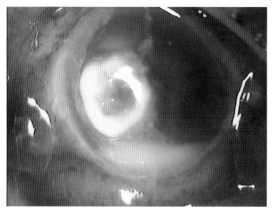

図 8. 感染性角膜炎（緑膿菌）
輪状膿瘍とその周囲の角膜浮腫がみられる.

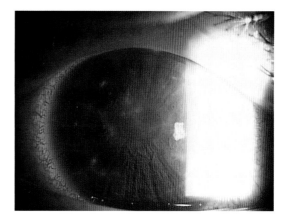

図 9. 感染性角膜炎（アカントアメーバ）
放射状角膜神経炎がみられる.

くなることが誘因とされる. ドライアイ症状を有する装用者に高頻度でみられる[14].

2）球結膜の障害

a）輪部結膜の染色（図6）

b）上輪部角結膜炎（superior limbic kera-toconjunctivitis：SLK）

通常の SLK と同様に上輪部の充血と肥厚を認めるものの甲状腺異常等がない場合に，SCL による機械的な摩擦が誘因になる可能性が考えられている.

2．角　膜

1）角膜上皮の障害

a）ドライアイ（DE）

眼表面の膜型ムチンの障害に伴い，水濡れ性低下型の DE（BUT 短縮型 DE）が生じやすい[15]. CL 関連ドライアイ（CL-related dry eye：CLRDE）を生じ，眼不快感（CL discomfort：CLD），乾燥感や

視機能異常等を引き起こす.

b）点状表層角膜症（superficial punctate keratopathy：SPK）

HCL 装用による 3〜9 時染色，SCL 装用に伴う涙液の蒸発亢進による smile mark SPK，瞬目不全型 SPK 等がみられる.

c）Superior epithelial arcuate lesions（SEALs）

SCL の機械的な摩擦による角膜上方の弓状上皮障害であり，異物感の要因になることがある. SH 素材の SCL に多いとされる.

2）角膜の免疫反応

a）無菌性浸潤，多発性角膜浸潤（図7）

病原体の検出されない浸潤で，ケア用品や細菌毒素に対するアレルギー反応と考えられている.

3）角膜の感症

a）常在菌

DSCL にみられることが多い．

b）環境菌

FRSCL，PRSCL，従来型 SCL にみられることが多い．重篤化する病原体として，緑膿菌（図8）と真菌，アカントアメーバ（図9）の報告がされている．

おわりに

CL 診療の基本につき，振り返った．本稿が装用に伴うリスクの理解の一助となり，合併症を少しでも予防することができれば幸いに思う．

文献

1）木下 茂，大橋裕一，村上 晶ほか：コンタクトレンズ診療ガイドライン（第2版）．日眼会誌，**118**：557-591，2014．
　Summary コンタクトレンズ診療における必要な知識のためのガイドラインである．
2）宇野敏彦，福田昌彦，大橋裕一ほか：重症コンタクトレンズ関連角膜感染症全国調査．日眼会誌，**115**：107-115，2011．
　Summary コンタクトレンズによる眼障害のなかでも重篤な角膜感染症における全国調査の結果であり，リスクの理解に重要である．
3）盛 隆興，井上賢治，駒井 潔ほか：コンタクトレンズによる眼障害アンケート調査の集計結果報告（平成30年度）．日本の眼科，**90**：958-964，2019．
　Summary 日本眼科医会によるコンタクトレンズによる眼障害の全国調査の結果であり，疾患の理解に重要である．
4）Hutter JC, Green JA, Eydelman MB：Proposed silicone hydrogel contact lens grouping system for lens care product compatibility testing. Eye Contact Lens, **38**：358-362, 2012.
5）重安千花，山田昌和：【標準コンタクトレンズ診療】コンタクトレンズ処方を始める前に 入門編 眼とコンタクトレンズの関係 コンタクトレンズと角膜代謝．眼科プラクティス，**27**：37-40，2009．
6）山田昌和：コンタクトレンズと角膜代謝機構．日コンタクトレンズ会誌，**42**：182-186，2000．
7）西田輝夫：コンタクトレンズの目指すもの．日コンタクトレンズ会誌，**46**：1-8，2004．
8）浜野 光，三上正秋，毛利 浩：コンタクトレンズ下の酸素分圧（PO2）の測定．日コンタクトレンズ会誌，**26**：295-300，1984．
9）Holden BA, Mertz GW：Critical oxygen levels to avoid corneal edema for daily and extended wear contact lenses. Invest Ophthalmol Vis Sci, **25**：1161-1167, 1984.
10）河合正孝，山田昌和，吉野真未ほか：コンタクトレンズ下の涙液交換率の測定．日本眼科紀要，**49**：918-921，1998．
11）Polse KA：Tear flow under hydrogel contact lenses. Invest Ophthalmol Vis Sci, **18**：409-413, 1979.
12）Harvitt DM, Bonanno JA：Re-evaluation of the oxygen diffusion model for predicting minimum contact lens Dk/t values needed to avoid corneal anoxia. Optom Vis Sci, **76**：712-719, 1999.
13）月山純子：【近年のコンタクトレンズ事情】カラーコンタクトレンズの問題点．臨床眼科，**69**：184-189，2015．
14）白石 敦，山西茂喜，山本康明ほか：ドライアイ症状患者における lid-wiper epitheliopathy の発現頻度．日眼会誌，**113**：596-600，2009．
15）Fukui M, Yamada M, Akune Y, et al：Fluorophotometric analysis of the ocular surface glycocalyx in soft contact lens wearers. Curr Eye Res, **41**：9-14, 2016.

全日本病院出版会のホームページに
"きっとみつかる特集コーナー"ができました!!

- 😊学会売上好評書籍のご案内や関連特集本コーナーで欲しい書籍が見つかりやすくなりました。
- 😊定期雑誌の最新号や、新刊書籍の情報をすばやくお届けします。
- 😊検索キーワードの入力でお探しの本がカンタンに見つかる、便利な「検索機能」付きです。
- 😊雑誌・書籍の目次、各論文のキーポイントも閲覧できます。

click

| 全日本病院出版会 | 検索 |

zenniti.com

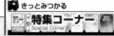
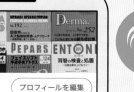

全日本病院出版会 公式 twitter 始めました!

全日本病院出版会
@zenniti_info
医学書専門出版社として、臨床を中心に医学出版活動をしております。月刊誌「Monthly Book」シリーズOrthopaedics・Derma・Medical Rehabilitation・ENTONI・OCULISTA、PEPARS、季刊誌 J.MIOSを

プロフィールを編集

弊社の書籍・雑誌の新刊情報、好評書のご案内を中心に、タイムリーな情報を発信いたします!
全日本病院出版会公式アカウント (@zenniti_info) をぜひご覧ください!

全日本病院出版会   〒113-0033 東京都文京区本郷 3-16-4 Tel:03-5689-5989
www.zenniti.com   Fax:03-5689-8030

MB OCULI. No. 100：62−72, 2021

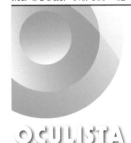

眼瞼疾患（眼瞼炎を除く）

末岡健太郎*

Key Words： lid wiper，涙液メニスカス（tear meniscus），margin reflex distance：MRD，lateral tarsal strip：LTS，眼窩隔膜翻転（turn-over orbital septal flap），高次収差（higher order aberrations）

Abstract：角結膜表面と眼瞼とは密接な関係にあり，眼瞼の解剖，機能的関係性を十分に理解して診療にあたることが，視機能の改善，患者満足度の向上につながる．眼瞼下垂，顔面神経麻痺，睫毛内反，眼瞼腫瘍等の疾患，実際の症例を通して，オキュラーサーフェスにおける眼瞼の重要な役割を解説する．

眼瞼とオキュラーサーフェスの解剖学的関係

瞬目は1分間に約15回とすると，1日で約1万5000回行うことになり，角結膜表面と眼瞼は密接な関係にあることが容易に想像できる．

1．Lid wiper

瞬目時に上眼瞼縁裏面に眼表面と強く接触するLid wiperは，適切な摩擦によって上皮をターンオーバーさせる．一方で摩擦が亢進すると，上輪部角結膜炎や，Lid wiper部の上皮障害であるLid wiper epitheliopathy（LWE）を生じ，CL装用者での発症率が高いとされる[1]．Lid wiper後方には摩擦を生じないKessing spaceが存在し，この領域にも涙液が貯留している（図1）[2]．

2．涙液メニスカス

上下眼瞼縁に沿って分布する涙液の貯留領域で，その涙液量は眼表面全体の涙液量の75〜90％を占めるとされる[3]．眼瞼縁が眼表面に適切に接することで，涙液メニスカスが形成される．顔面神経麻痺を代表とする下眼瞼外反および下垂症例では，涙液メニスカスが形成されないことが角結膜上皮障害の一因となる．

眼瞼下垂

眼瞼下垂は日常診療でよく遭遇する疾患であり，近年の高齢化に伴い罹患率はさらに高くなっていく．

1．上眼瞼下垂

眼瞼下垂の評価は，瞳孔中心（角膜反射）〜上眼瞼縁の距離であるMargin reflex distance-1（MRD-1）による程度分類と，挙筋機能の測定によって行う（図2）．MRD-1は，3〜5.5 mmが正常，1.5（瞳孔上縁あたり）〜3 mmが軽度下垂，−0.5〜1.5 mm（瞳孔上縁あたり）が中等度下垂，−0.5 mm未満が重度下垂と分類され，これによって手術適応を判断する．挙筋機能測定は，最下方視〜最上方視での上眼瞼縁の動く距離で，正常は10 mm以上，7 mm以下でmoderate，4 mm以下でpoorと評価し，これによって術式を選択する．いずれも前頭筋を使っていない状態で，指で眉毛を前頭骨に押し付け固定して測定し，無理に眉毛を押し下げないよう注意する．

Watanabeらは，上眼瞼下垂術後（経皮的挙筋腱膜前転法）に，涙液メニスカス曲率半径は術前

* Kentaro SUEOKA，〒734-8551　広島市南区霞1-2-3　広島大学大学院視覚病態学，寄附講座助教

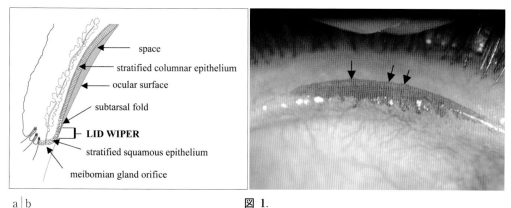

a | b

図 1.
a：LID wiper
b：Moderate LWE
（文献 2 より引用）

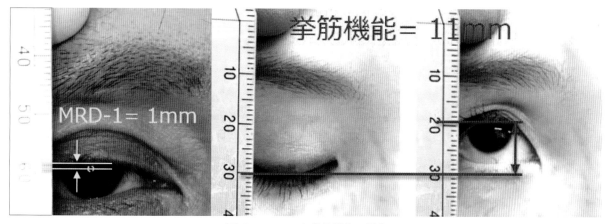

図 2. MRD-1 と挙筋機能の測定

0.29 mm から術後 1.5 か月 0.22 mm，3 か月 0.23 mm，6 か月 0.24 mm に有意に減少したと報告した[4]．また林らは，術後 1 週間のドライアイ自覚症状はミュラー筋タッキングの約 15% に比して挙筋腱膜前転法では約 50% と多く，いずれも術後経過とともに点状表層角膜症と自覚症状は軽減する傾向があるが，後者では 3 か月後でも約 10% で自覚症状が残存したと報告した[5]．このように，上眼瞼下垂術後にはドライアイが生じる可能性があり，術後のオキュラーサーフェスの変化を評価し，症例に応じて点眼や眼軟膏を一時的に用いる必要がある．

2．下眼瞼下垂

Margin reflex distance-2（MRD-2）は，瞳孔中心（角膜反射）〜下眼瞼縁の距離である．高度の下眼瞼下垂で下三白眼になっている，つまり MRD-2 が増大している症例に対して，いつも通り上眼瞼下垂手術を行うと術後兎眼のリスクを伴うため，MRD-1 と同時に MRD-2 も測定しておくと良い（図 3）．

顔面神経麻痺

顔面神経麻痺は，オキュラーサーフェスと眼瞼の関係性が崩れる代表的な疾患である．第 VII 脳神経である顔面神経は，運動神経と知覚神経と副交感神経を含み，表情筋（前頭筋，眼輪筋，口輪筋等）の支配，舌の前 2/3 の味覚，涙腺・唾液腺の分泌等を司っている．

1．原　因

顔面神経麻痺は神経が損傷を受ける場所によっ

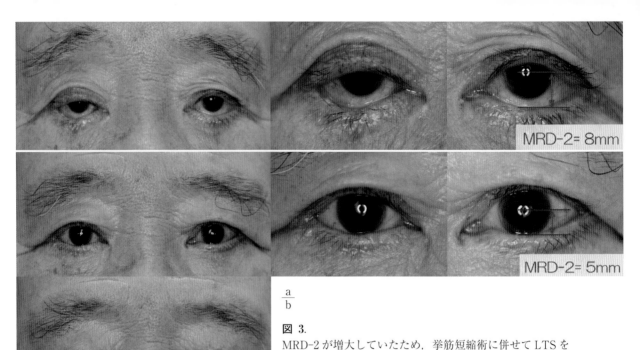

$\frac{a}{b}$

図 3.
MRD-2 が増大していたため，挙筋短縮術に併せて LTS を
行った(a：術前，b：術後)．術後，下三白眼は改善され，
通常閉瞼で完全閉瞼が得られている．

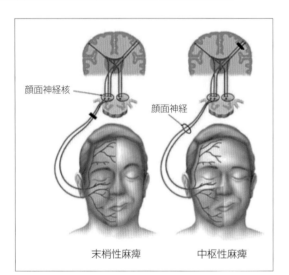

図 4．神経支配
（文献 6 より改変）

て，大きく末梢性麻痺と中枢性麻痺とに分類される．末梢性麻痺では一側の顔面が均一に麻痺するが，中枢性麻痺では顔面上部の麻痺はなく前額のしわ寄せや閉瞼が可能である．これは顔面上部の前額部や眼周囲の筋が大脳から両側性支配を受けるが，口輪筋を中心とした顔面下部では対側大脳から片側性支配を受けているためである(図4)[6]．

末梢性麻痺が圧倒的に多く全体の 90％を占め，末梢性麻痺の 60〜70％は特発性末梢性顔面神経麻痺である Bell 麻痺，10〜15％は Ramsay Hunt 症候群(Hunt 症候群)，そして外傷性，耳炎性が続く．最も多くを占める Bell 麻痺の発病率は人口 10 万人あたり年 20〜30 人で，決して稀なものではない．

2．眼周囲の形態学的変化

眼輪筋麻痺によって下眼瞼は弛緩し，下眼瞼は眼表面から浮き上がり外反および下垂する(図5-a)．眼輪筋機能不全によって眼瞼皮膚は弛緩し，前頭筋麻痺による眉毛下垂によって弛緩した上眼瞼皮膚は押し下げられる．眼輪筋の拮抗筋である上眼瞼挙筋が拘縮することで上眼瞼は後退するが，弛緩かつ下方へと押し下げられた上眼瞼皮膚によって後退した上眼瞼は隠され，一見すると眼瞼下垂が生じているようにみえる．眼瞼皮膚を軽く持ち上げると，上眼瞼が後退していることが確認される(図5-b)．

下眼瞼外反および下垂のために涙液メニスカス

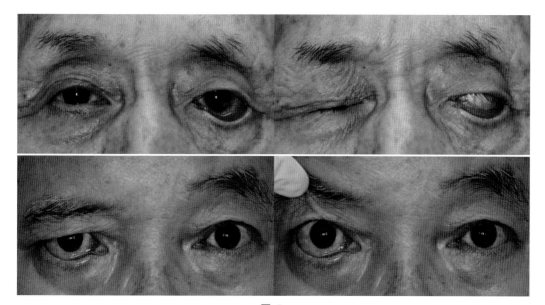

$\frac{a}{b}$

図 5.
a：下眼瞼は外反および下垂している．
b：上眼瞼が後退している．

が形成されず，眼輪筋麻痺に伴う閉瞼障害と相まって，瞬目時の涙液の眼表面への拡散障害が生じる．また，閉瞼不全による眼表面の露出によって角結膜上皮障害を生じ，眼乾燥感や異物感を訴える．さらに重症化すると角膜びらんや反応性の血管侵入や瘢痕形成を生じ，視力障害を生じる．

3. 治　療

　病状が安定していない発症初期の症例や，手術加療を希望しない症例には，非外科的治療を行う．眼表面乾燥に対して，人工涙液，ヒアルロン酸点眼や油性眼軟膏による眼表面の保護，メパッチ等を用いた就寝時の強制閉瞼を行う．発症後の経過が長く，角膜実質に血管侵入を伴い実質混濁を認める症例では，感染症に留意しながらステロイド点眼によって実質の透明性の回復に努める．また，眼瞼の形態異常に対しては，テーピング法がある．眉毛を指で軽く上方へ牽引した状態で，軽い弓状に切ったテープを上眼瞼に貼付し，後退した上眼瞼を押し下げるようにする．そして，弛緩して下垂・外反した下眼瞼を外上方へと引っ張り上げるように貼付する（図6）[7]．上眼瞼皮膚による前方の見えづらさのため，上眼瞼を上方へと牽引する形でテープ貼付している患者がいるが，さらなる閉瞼障害をきたすため，適切なテーピング

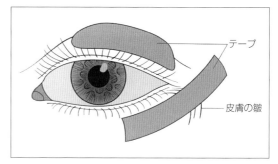

図 6. テーピング法
（文献 7 より引用）

法の指導が必要である．

　発症後しばらく経過し，自然回復が望めない時期になれば，外科的治療を検討する．弛緩して下垂・外反した下眼瞼に対しては，Kuhnt-Szymanowski 法を改良した Smith 変法や，lateral tarsal strip（LTS）を行う．重症例に対しては，眼瞼全体を押し上げる耳介軟骨移植が適応となる．当科では，外眥靱帯下脚を短縮して外反を矯正する LTS を行うことが多い（図7）．LTS は水平方向の弛緩に対する手術法で，顔面神経麻痺に伴う下眼瞼下垂・外反のみならず，下眼瞼内反で水平方向の弛緩が強い症例，退行性下眼瞼下垂に対しても適応となる，汎用性の高い術式である．

　後退した上眼瞼に対しては，ゴールドプレート

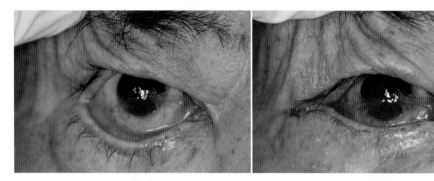

a．術前 　　　　　　　　　　　　　b．術後

図 7．顔面神経麻痺に伴う右下眼瞼下垂・外反に対する LTS

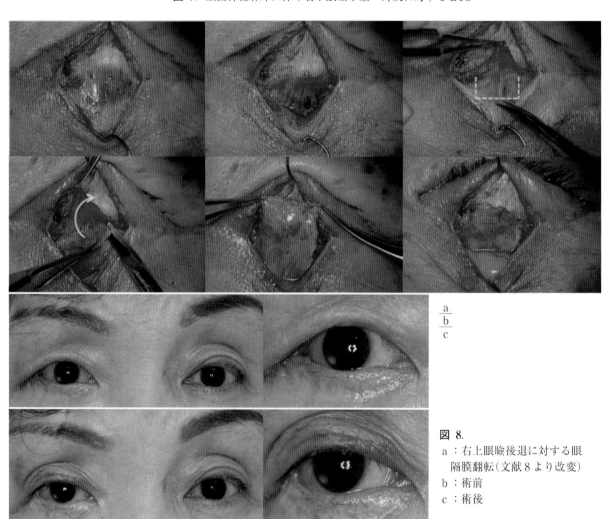

a
b
c

図 8.
a：右上眼瞼後退に対する眼
　隔膜翻転（文献 8 より改変）
b：術前
c：術後

を挿入してその重さで上眼瞼を下げる方法がある
が，日本では医療用具として認可を受けた製品は
なく，プレート露出や偏位という合併症やプレー
ト輪郭がわかる等の外観上の問題点もある．上眼
瞼延長術として，ゴアテックスシートや保存強膜
をスペーサーとして用いる術式や，眼窩隔膜翻転
による術式があり，当科では人工物を用いない後
者を選択している．

　眼窩隔膜翻転は，甲状腺眼症の上眼瞼後退に対
する上眼瞼延長術として Watanabe らが報告した

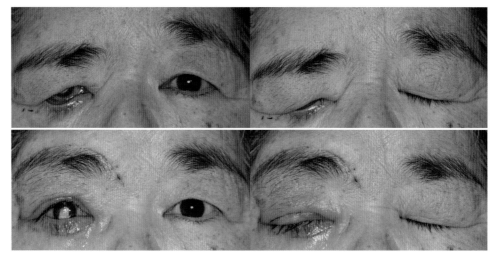

$$\frac{a}{b}$$

図 9.
a：術前
b：術後

術式で[8]，顔面神経麻痺での上眼瞼後退，下垂手術過矯正等の兎眼症にも有用で，下眼瞼の後葉延長でも用いることができる有用な術式である．実際の術式は，重瞼線切開で瞼板を露出し，挙筋群を瞼板から切離し，瞼結膜から剝離する．上流の眼窩隔膜を切開し，瞼縁側に翻転した眼窩隔膜をスペーサーとして瞼板上縁に固定し，上眼瞼を延長する（図 8）．

眉毛下垂に対しては，眉毛上部での眉毛挙上固定を行う．先述のように上眼瞼自体は後退しており閉瞼機能不全もあるため，閉瞼の妨げにならないよう挙上量には注意が必要である．上眼瞼皮膚弛緩に関しては眉毛挙上固定によってかなり改善されるため，安易に上眼瞼部で余剰皮膚を切除してはならない．これらの手術を組み合わせることで，機能的・整容的な改善を期待することができる（図 9）．

顔面神経麻痺は突然発症し，整容的にもオキュラーサーフェスにも大きな変化を生じる疾患である．残存固定した神経機能障害は発症前の状態に戻すことはできないため，心理的サポートも行いながら，角膜潰瘍・混濁による視力障害等のさらなる二次障害を生じないよう治療をしていく必要がある．

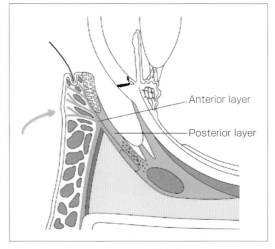

図 10．LERs の皮膚穿通枝
（文献 9 より引用）

睫毛内反

1．病 態

先天睫毛内反は，睫毛を外反させる下眼瞼牽引筋腱膜（lower eyelid retractors：LERs）の皮膚穿通枝[9]の脆弱性（図 10：黄緑矢印）および，前葉（皮膚，眼輪筋）の瞼縁への乗り上げによって，睫毛が内反する疾患である．混同されることが多い眼瞼内反は，LERs や内・外眥靱帯といった眼瞼支持組織の退行性の弛緩を原因とし，病態が異なる．海外では睫毛内反は epiblepharon，眼瞼内反はentropion と異なる用語で区別されている．

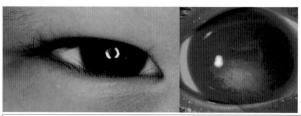

図 11.

7歳，女児．右下睫毛内反による高度な角膜上皮障害
（SPK A₂D₃）

前眼部 OCT で角膜形状解析すると，上下非対称な asymmetry bowtie pattern を，高次不正乱視成分をみると中央が不均一なパターンを呈し，波面収差解析では角膜高次収差が増大している（正常値 0.1 μm 前後）．

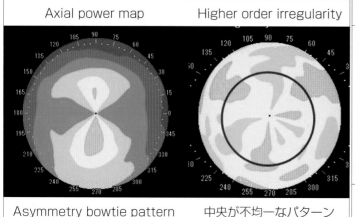

Axial power map	Higher order irregularity	シミュレーション網膜像
Asymmetry bowtie pattern	中央が不均一なパターン	Optotype20/100 角膜全高次収差 4mm：0.27 μm

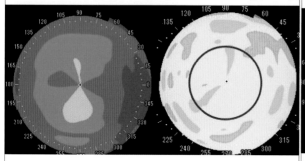
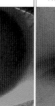
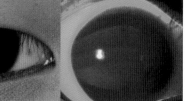
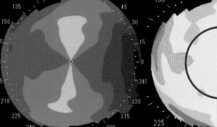

術前（SPK A₂D₂）		術後6か月（SPKなし）	
Axial power map	Higher order irregularity	Axial power map	Higher order irregularity
Asymmetry bowtie pattern	中央が不均一	Symmetry bowtie pattern	中央が均一

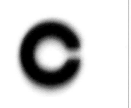

シミュレーション網膜像

Optotype20/100

角膜全高次収差
4mm：0.42 μm

シミュレーション網膜像

Optotype20/100

角膜全高次収差
4mm：0.13 μm

図 12.

7歳，男児．乱視．角膜高次収差の術後変化

睫毛内反術後に，角膜中央の不均一性は改善し，角膜高次収差は減少している．

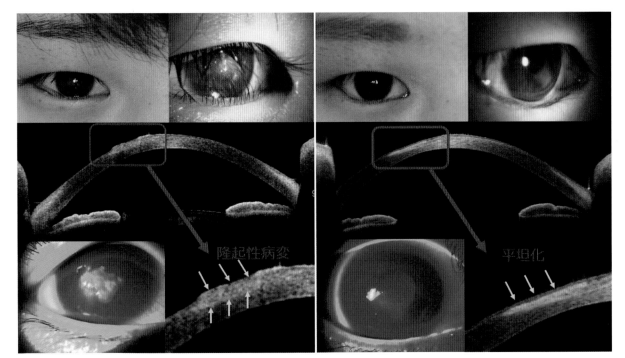

a|b

図 13. 22歳，女性
　a：術前．R. V. = 0.2(n.c.)
　b：術後 2 年．R. V. = 0.6(n.c.)
　角膜病巣掻爬は行わず，睫毛内反術後に 0.1％フルオロメトロン点眼，その後
　トラニラスト点眼を使用し，角膜白色隆起性病変は平坦化し，視力も改善した．

2．疫　学

　日本での疫学調査では，先天睫毛内反の有病率は 0 歳児では 46％にも及ぶが，10 歳で 2％程度まで低下するため[10]，自覚症状がなく，角膜上皮障害も軽度の場合には自然治癒を期待して経過観察で良いとされる．

3．乱視，角膜高次収差への影響

　睫毛内反児の 44.2〜53.6％が 1.0 D を超える乱視を有し(82.4％が直乱視)，より若年で，術前乱視が強い例は，術後により大きく乱視が減少したと報告されている[11]〜[13]．さらに睫毛内反児では，屈折異常と弱視の発生率が高く，手術加療とともに眼鏡矯正，弱視治療が必要とされる[14][15]．また，高次収差も増大し，睫毛内反術後に著しく減少すると報告されている[16]．

　このように自然治癒を期待して漫然と経過観察して良い症例のみでなく，積極的に手術加療を行うべき症例があり，自覚症状のみならず，他覚的評価が望まれる(図 11，12)．

4．続発性角膜アミロイドーシス

　慢性的な睫毛接触刺激によって続発性角膜アミロイドーシスをきたすことがある．これも睫毛内反手術によって角膜前面の隆起性病変が消失し，視力が改善する症例がある(図 13)．

5．術　式

　埋没法は再発率が高いため[17]，皮膚切開法である Hotz 変法が選択されることが多いが，後葉の引き込みが強い症例や眼角贅皮が高度な症例は再発を生じやすい．そのような症例では，Hotz 変法に加えて，LERs 切離(図 14)[18]や lid margin split，内眥形成術(内田法，Z 形成術)を併施する等術式アレンジを要する．

　術創に関しては，下眼瞼例では陥凹は浅く目立たなくなるが，術後の戻りにつながるので(図 15)，術後半年までは再発がないか経過観察を要する．

眼瞼腫瘍

　眼瞼悪性腫瘍についての既報は多く，過去の本

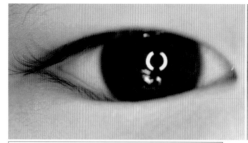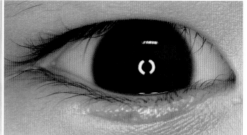

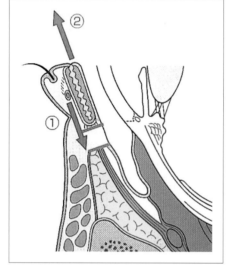

図 14.
5歳，女児
　a：術前
　b：Hotz＋LERs 切離術後
　c：シェーマ（文献 18 より引用）
術前，正面からみると右下眼瞼縁が中央～鼻側に
かけて前葉皮膚に隠れているが，LERs 切離術後，
後葉の引き込みが解除され全幅で下眼瞼縁が確
認できる．

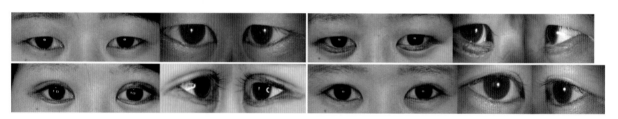

図 15．21歳，女性

a：術前
b：両下 Hotz 術翌日
c：両下 Hotz 術後 2 か月（両上は術後 1 週）
d：術後 1 年

邦では基底細胞癌が最多（48％）で，続いて脂腺癌
あるいは扁平上皮癌が多いといわれている．過去
の後ろ向き検討でも，基底細胞癌が 48％と最多
で，次いで脂腺癌（31％），扁平上皮癌（15％）の順
に多く，これら 3 疾患で眼瞼悪性腫瘍の 94％と大
多数を占めた[19]．

　眼瞼悪性腫瘍では腫瘍の外科的完全切除が第一
選択となるが，再建術後の角結膜上皮障害等オ
キュラーサーフェスへの影響が生じやすい．福井
らは，多数例の眼瞼脂腺癌の再建術後合併症を検

討しており，遊離後葉移植（遊離瞼板移植や硬口
蓋粘膜移植）より，flap による後葉再建（Hughes
flap）もしくは眼瞼全層弁（Tenzel flap，Switch
flap）のほうが，術後合併症が少なかったと報告し
ている[20]．オキュラーサーフェスを考慮した再建
法が望まれ，上眼瞼の場合には全層切除による欠
損幅が眼瞼の 1/3 まで，下眼瞼の場合には 1/2 ま
でであれば，外眥靱帯切離を併用することで単純
縫縮が可能であり，単純縫縮再建が術後の合併症
が比較的少ない（図 16）．

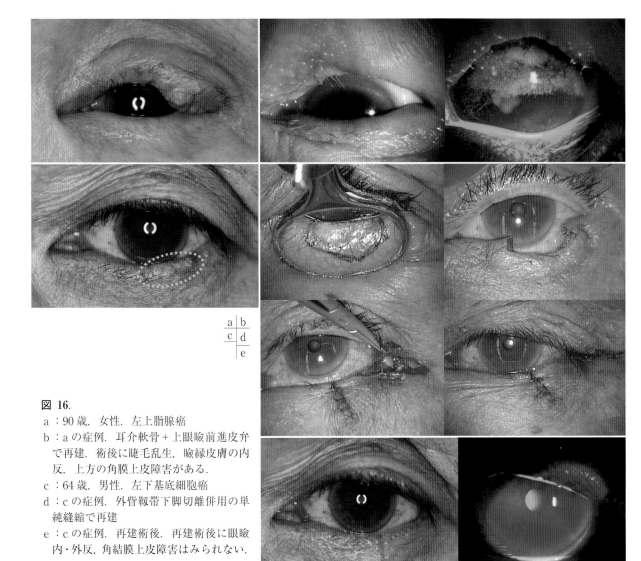

図 16.
a：90 歳，女性．左上脂腺癌
b：a の症例．耳介軟骨＋上眼瞼前進皮弁
　　で再建．術後に睫毛乱生，瞼縁皮膚の内
　　反，上方の角膜上皮障害がある．
c：64 歳，男性．左下基底細胞癌
d：c の症例．外眥靱帯下脚切離併用の単
　　純縫縮で再建
e：c の症例．再建術後．再建術後に眼瞼
　　内・外反，角結膜上皮障害はみられない．

a	b
c	d
	e

まとめ

　角結膜表面と眼瞼は密接な関係にあり，オキュ
ラーサーフェスにおいて眼瞼は重要な役割を果た
している．オキュラーサーフェス診療では，眼瞼
を含んだ総合的な診察，治療が重要であり，眼瞼
の解剖，機能を十分に理解して治療にあたること
が，視機能の改善，患者満足度の向上につながる．

文　献

1）Korb DR, Greiner JV, Herman JP, et al：Lid-
　　wiper epitheliopathy and dry-eye symptoms in
　　contact lens wearers. CLAO J, **28**：211-216,
　　2002.
2）Korb DR, Herman JP, Greiner JV, et al：Lid
　　wiper epitheliopathy and dry eye symptoms.
　　Eye Contact Lens, **31**：2-8, 2005.
3）Holly FJ：Physical chemistry of the normal and
　　disordered tear film. Trans Ophthalmol Soc U K,
　　104：374-380, 1985.
4）Watanabe A, Selva D, Kakizaki H, et al：Long-
　　term tear volume changes after blepharoptosis
　　surgery and blepharoplasty. Invest Ophthalmol
　　Vis Sci, **56**：54-58, 2014.
　　Summary　眼瞼下垂術後に涙液量が減少し，術
　　前の涙液量が多い場合に，より減少することを示
　　した文献．
5）林　憲吾，林　孝彦，小久保健一ほか：眼瞼下垂

に対する挙筋腱膜前転法と Mueller 筋タッキング
の術後ドライアイの比較. あたらしい眼科, **36**：
694-698, 2019.
Summary 眼瞼下垂の術式による, 術後早期の
角膜上皮障害およびドライアイ自覚症状を比較
した文献.

6) Tiemstra JD, Khatkhate N：Bell's palsy：diagnosis and management. Am Fam Physician, **76**：997-1002, 2007.

7) 古田 実：眼瞼外反症手術. 眼科診療クオリファイ 29 眼形成手術（嘉鳥信忠, 渡辺彰英編）, 中山書店, pp. 164-168, 2016.

8) Watanabe A, Shams PN, Katori N, et al：Turnover orbital septal flap and levator recession for upper-eyelid retraction secondary to thyroid eye disease. Eye(Lond), **27**：1174-1179, 2013.

9) Kakizaki H, Zhao J, Nakano T, et al：The lower eyelid retractor consists of definite double layers. Ophthalmology, **113**：2346-2350, 2006.

10) Noda S, Hayasaka S, Setogawa T：Epiblepharon with inverted eyelashes in Japanese children. Ⅰ. Incidence and symptoms. Br J Ophthalmol, **73**：126-127, 1989.
Summary 日本人小児 4,449 人における睫毛内反の有病率を報告した文献.

11) Shih MH, Huang FC：Astigmatism in children with epiblepharon. Cornea, **26**：1090-1094, 2007.

12) Kim MS, Lee DS, Woo KI, et al：Changes in astigmatism after surgery for epiblepharon in highly astigmatic children：a controlled study. J AAPOS, **12**：597-601, 2008.
Summary より若年で, 術前乱視が強い例は, 睫

毛内反術後に乱視がより大きく減少することを
示した文献.

13) Kim NM, Jung JH, Choi HY：The effect of epiblepharon surgery on visual acuity and with-the-rule astigmatism in children. Korean J Ophthalmol, **24**：325-330, 2010.

14) Yang SW, Choi WC, Kim SY：Refractive changes of congenital entropion and epiblepharon on surgical correction. Korean J Ophthalmol, **15**：32-37, 2001.

15) Preechawai P, Amrith S, Wong I, et al：Refractive changes in epiblepharon. Am J Ophthalmol, **143**：835-839, 2007.

16) Lee H, Jang S, Park M, et al：Effects of epiblepharon surgery on higher-order aberrations. J AAPOS, **20**：226-231, 2016.
Summary 小児の睫毛内反術後に高次収差が減少することを示した文献.

17) Hayasaka S, Noda S, Setogawa T：Epiblepharon with inverted eyelashes in Japanese children. Ⅱ. Surgical repairs. Br J Ophthalmol, **73**：128-130, 1989.

18) 小久保健一：牽引筋腱膜の切離を加えた Hotz 変法. 超アトラス眼瞼手術（村上正洋, 鹿嶋友敬編）, 全日本病院出版会, pp. 87-94, 2014.

19) 末岡健太郎, 嘉鳥信忠, 笠井健一ほか：聖隷浜松病院眼形成眼窩外科における過去 9 年間の眼窩, 眼瞼, 結膜腫瘍の検討. 臨床眼科, **68**：463-470, 2014.

20) 福井歩美, 渡辺彰英, 中山知倫ほか：眼瞼脂腺癌の臨床像と再建術後合併症の検討. 日眼会誌, **124**：410-416, 2020.

MB OCULI. No. 100：73−78, 2021

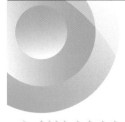

特集／オキュラーサーフェス診療の基本と実践

涙道疾患

OCULISTA

後藤英樹*

Key Words： 涙道(lacrimal passage)，涙囊鼻腔吻合術(dacryocystorhinostomy：DCR)，涙道内視鏡(lacrimal endoscopy)，シース誘導チューブ挿入法(sheath-guided intubation：SGI)，涙道内視鏡直接穿破法(direct endoscopic probing：DEP)

Abstract： 流涙症，涙道疾患の診療においては細隙灯顕微鏡所見も重要である．涙道閉塞症では，涙道内視鏡を使用した診療が発展している．閉塞部の適正な解放(盲目的ブジー，DEP，SEP，GEP，DCR下鼻道法，L-DCR)とチューブ留置(SI，LJEI，SGI，G-SGI)が組み合わされる(略語は本文を参照)．

涙道疾患─はじめに─

　眼窩，眼形成を専門としない通常の研修を受けた眼科医師の涙道疾患とのかかわりは涙道腫瘍，外傷等，頻度の低いものを除くと涙道閉塞症が代表的である．本稿では涙道閉塞症を中心に述べる．涙道閉塞症の診療では「涙囊洗浄(いわゆる涙洗)」や「先天性鼻涙管閉塞へのブジー」が一般的である．前者は，検査としては涙管通水(D277)，処置としては涙囊ブジー(洗浄含む，J092)と分類される鈍針での涙道洗浄手技である．後者は現在無理にブジーせず自然治癒に期待し経過観察も良いのではというような論議がなされている．

　実際の眼科診療では涙道閉塞症の患者数は極めて多いが，対処は投薬のみ，または涙洗処置を行うのみに限定されやすい(図1)．根本的な治療が難しい不治の病として扱われていることが多いのが実態である．

　涙道閉塞症は，そもそも健常な人体では閉鎖していないはずの粘膜管腔が塞がってしまうという不思議な病態である．本来はより原因を探り予防

* Eiki GOTO，〒248-0012　鎌倉市御成町 4-40　後藤眼科医院，院長

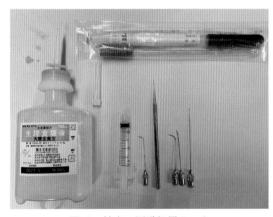

図 1. 外来の涙道処置セット

ができるようになると良いのだが，その道は遠そうであり対処で精一杯なのが現状である．その現状への対処で，涙洗から一歩進んだのが涙管チューブ挿入術である(図2)．しかし，盲目的涙道ブジーと盲目的涙管チューブ挿入の組み合わせによっていたため，症例により仮道形成の可能性がなくならなかった．

　「涙道のなかを直接見たい！」「涙管チューブを仮道でなく確実に涙道に留置したい！」それは多くの眼科医が持っていた夢であったといえる．他の部位で考えると，胃腸疾患へのアプローチは皮

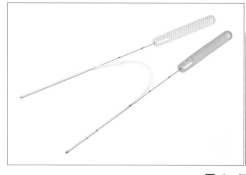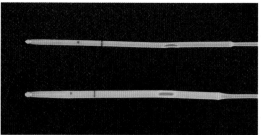

図 2. 涙管チューブ   a｜b

a：ラクリファスト，通常のもの
b：ラクリファスト，通常のもの（上）と新しい太いもの（下）

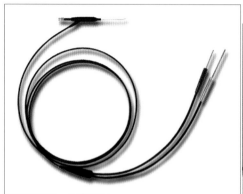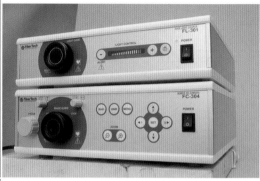

a｜b
—
c

図 3.
涙道内視鏡・鼻内視鏡のセット
（ファーバーテック）
  a：涙道内視鏡ファイバー
  b：涙道内視鏡本体部
  c：鼻内視鏡

膚側アプローチから胃カメラによる内視鏡アプローチも増えてきた．涙道はなんとかならないものか？　これは実際には一部で開発が進み 2002 年頃から実用可能となっている（図 3〜5）．しかし敷居が高いという声もよく聞き，一般的に広まっているとは言い難い状態である．しかし涙道を直接観察できるという利点は何物にも代えがたい．興味のある読者は，①フォーサム日本涙道・涙液学会総会涙道内視鏡スキルトランスファー，②D ＆ D 東京涙道機械展示，③メーカー各社へのデモ

依頼，④教科書「涙道内視鏡入門![1]」等にアプローチしてみると良い．涙道内視鏡の導入は可能なのかという質問には「やる気と根性があれば必ず克服できる」と答えている．少なくともブジーの経験者ならば必ず取りかかれるはずである．なぜなら，カメラ機能のついたブジーを入れるだけであるから！分からなくなれば目を閉じて盲目的ブジーに戻るだけである．しかし実際には，特に最初は，小さな問題が起こることもある．講演会等で目にする涙道内視鏡や鼻内視鏡の画像は非常

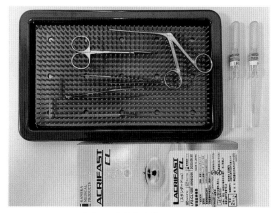

図 4. 涙道手術セット

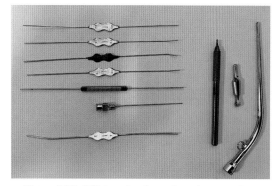

図 5. 涙道手術セット 2(セットに入っていたが
使用頻度が低く別包装としたもの．頻度は
低くても重要な機材である)

に勉強になるが，解剖等に慣れないと何を見ているのかわからないことも多いであろう．ある程度の慣れが必要なのは他の眼科の手技と同様であるが，破囊して眼内炎等のような厳しいことは鼻の処置(喉につながっているので呼吸にかかわる)を除けばあまり考えなくて良い[2)3)]．

流涙症，涙道閉塞症

実際に涙液過多となり流涙をきたす病態は多い．眼表面への刺激からくる流涙は主訴が痛みやかゆみであることが多く，鑑別は容易である．眼表面の導涙障害からくる流涙は結膜弛緩症が代表的である．実際に流涙を訴え受診する患者の大部分は涙道閉塞症である．涙道閉塞症は，閉塞部位により涙点閉塞，涙小管閉塞，鼻涙管閉塞，鼻涙管下端閉塞，(鼻閉によるものもある)(組み合わせもありうる)に分類される．以前は涙道ブジー，涙道造影等で鑑別していたが，現在は涙道内視鏡検査で直視的な診断がより有用となっている．DCR 予定の症例，腫瘍が疑われる症例，外傷等には CT，MRI 等の画像検査も有用である．

涙道疾患の細隙灯顕微鏡所見

涙道疾患でも細隙灯検査は重要である．流涙の鑑別のためフルオレセイン生体染色でのメニスカス，異所性メニスカスの観察を行う．このとき，涙点の大きさ，涙点からのフルオレセイン色素の逆流があるかどうかも観察する．涙道閉塞の有無を確かめるためにフルオレセイン色素残留試験

(15 分)も有用である．涙小管炎は涙点からの膿，涙石所見，涙点の発赤，腫脹から疑う．涙道閉塞では続発的に結膜炎，眼瞼炎，眼瞼皮膚炎も起こる．涙道閉塞に気が付かないまま経過する場合もあり注意が必要である．罹病期間の長い結膜炎，眼瞼炎の場合，涙道閉塞も鑑別すべきである．急性涙囊炎の場合，涙囊部に囊胞様発赤腫脹が生じる．細隙灯顕微鏡と同時に視診所見が有用である．

流涙症，涙道閉塞症の対処

1．結膜弛緩症

症状が強く，希望のある場合に手術適応．術式は色々報告されている．

2．涙小管炎

薬剤で治る場合もあるが，治癒しない場合は手術．炎症が強い場合はやや急ぐ．外来手術レベルでは涙小管の圧迫，圧出のみで治癒する場合もあるが，涙石が取りきれない場合もある．次の手段として涙点のブジーガイド下内側大切開で涙石が除去可能であり，感染の治療の目的は達成されるが，涙道閉塞が残る場合があり，涙管チューブ挿入を考えたい．その場合涙道内視鏡セットアップが望ましく，手術室使用となり，急ぎでできるか相談となる．

3．急性涙囊炎

眼科「痛い病気」の代表．抗生物質局所投与，内服，点滴で落ち着く場合もあるが，根本的ではない．慢性涙囊炎の経過中，ブジー等の治療を契機として急性転化する場合もある．急場をしのぐ場

合は，メスや 18 G サーフロー針等で穿刺する（涙
嚢切開術）．根本的な手術治療としては DCR のほ
うが成績が良いとされるが侵襲の面からまず一度
涙道内視鏡併用涙管チューブ挿入術が選択される
場合がある．急がれるので手術時期は相談となる．

4．涙小管断裂

難しい病気である．達人は外来手術であっとい
う間に治してしまう場合もある．

5．乳幼児の涙道閉塞

先天性鼻涙管閉塞解放術を行う場合もある．近
年では自然治癒をなるべく見守る方向．

6．その他，最も多い"涙道閉塞症"

網羅的にとらえ，希望があれば涙道内視鏡併用
涙管チューブ挿入術を待機で手術．術中の涙道内
視鏡所見から涙点閉塞，涙小管閉塞，鼻涙管閉塞，
涙嚢炎，（腫瘍）等を鑑別する．

7．涙点閉塞

涙点のみ開放する方法もあるが，その先の涙道
観察のことを考え，今では涙道内視鏡を使用して
いる．涙点閉塞／狭窄は薬剤性の場合があり，気
が付き次第，原因薬剤を中止することで回復する
場合がある．

涙道観察（検査）と涙管チューブ挿入（手術）を一体化して行う

涙道内視鏡では DEP，SEP，GEP，DCR 下鼻
道法，L-DCR，SI，LJEI，SGI，G-SGI との組み
合わせで涙道内視鏡手術の成功率を高める（略語
は後述）．涙道内視鏡検査（涙道閉塞部の試験穿破
含む）を外来で点眼麻酔等で行い，後日病態に応
じて涙道内視鏡での涙管チューブ留置や DCR 手
術を二期的に施行する流派も存在するが，なかな
か涙道内視鏡を二度入れさせてもらえない雰囲気
もあり，ブロック注射による麻酔を行い検査と治
療を一度に施行している．涙管チューブ挿入術で
は正しい位置にチューブを置くことができればど
のようなやり方でも良いのであるが，実際には疾
患の特性から涙道内視鏡の使用が有利で，閉塞部
の適正な解放（盲目的ブジー，DEP，SEP，GEP，

DCR 下鼻道法，L-DCR）とチューブ留置（SI，
LJEI，SGI，G-SGI）が組み合わされる．涙嚢洗浄
や盲目的ブジーの動きは涙道内視鏡でも必須であ
り，習熟すべきである．

現在最も汎用性が高い術式はDEP＋SI か SEP＋SGI

術者の好みや哲学もあると思うが DEP＋SI か
SEP＋SGI が 1 つのスタンダードになっていると
思うので説明する．

1．DEP（direct endoscopic probing：涙道内視鏡直接穿破法）

涙道内視鏡を涙道内に挿入し閉塞部まで進み硬
性の内視鏡でそのまま穿破．その後涙道内を進み
下鼻道に達する．

2．SEP（sheath-guided endoscopic probing：シース誘導内視鏡下穿破法）

涙道内視鏡を涙道に挿入する際にシースを被せ
る方法．杉本式専用シースや 18 G サーフロー針の
外套を加工して使用する．シースを引っ込めて
DEP も可能であるが，少し先延ばししたシースで
閉塞部穿破を行ったり（これが SEP 術式），さらに
硬性の涙道内視鏡では進むのが難しい涙道内の屈
曲部を大きく先延ばししたシースをガイドとして
内視鏡を進めて行く方法（シース先延ばしによる
涙道内視鏡のガイド）が有用である．

3．SI（silicone tube intubation：涙管チューブ挿入術〜ここでは盲目的挿入）

盲目的ブジーや涙道内視鏡で回復した涙道に盲
目的に涙管チューブを挿入する従来よりの方法．
先を余らせる方法等が有用で，仮道形成に注意が
必要である（現在涙管チューブの素材は必ずしも
シリコンではない）．

4．SGI（sheath-guided intubation：シース誘導チューブ挿入法）

涙道内視鏡で直視的に涙道を回復しても DEP，
SEP 後の涙管チューブの挿入手技は盲目的操作
となっていた．そのため仮道が形成される可能性
がなくならず，挿入後に涙道内視鏡下で確認・修

正する必要があった．この点を改善したのが SGI である．SEP で閉塞解除された涙道に，涙道内視鏡の外套として装着しておいたシースを留置し，それに涙点側から涙管チューブを接続しシース先端を下鼻道から引き抜くことにより，涙管チューブ挿入において理論上仮道形成の可能性がなくなり，実際に良い成績が報告されている[4]．

涙道内視鏡小技・小道具（大技・大道具？）集

1．DCR（dacryocystorhinostomy：DCR, 涙嚢鼻腔吻合術）下鼻道法

下鼻道鼻涙管開口部が閉塞している場合，DCR 下鼻道法を行うことがある．鼻よりアプローチして，鼻涙管開口部付近の閉塞をレーザー焼灼等で形成する．

2．L-DCR（経涙小管レーザー涙嚢鼻腔吻合術）

状況に応じて DCR が必要になった際，施設によっては DCR 鼻外法や DCR 鼻内法はハードルが高い場合がある．涙道内視鏡施行後にシースから涙道内視鏡を抜き去り，シースにレーザーファイバーを挿入し，涙嚢・鼻涙管より中鼻道に穿破し DCR 吻合孔を形成する．その後中鼻道で SGI を行い涙管チューブを留置する．

3．GEP（gel assisted endoscopic probing：ゲル補助使用内視鏡穿破法）

GEP とは 21 G バンガーター針をキシロカインゼリーで充満させたロック付き 2.5 ml シリンジに付け，閉塞部に達したら涙道内視鏡と交換し，ゼリーの噴出圧力で閉塞部の解放を試みる方法である．麻酔も効いてお得な方法である[5]．

4．G-SGI（sheath-guided intubation においてシースを涙点から摘出する方法の略称）

一般的な眼科術者には SGI における鼻内視鏡操作のハードルが高い面が否定できない．鼻内視鏡を把持しモニター画面を見ながら，もう片手での鼻鉗子操作という双手操作は一般的な眼科医では修練をする機会がまずない．このような術者の技

量的な要因として SGI 原法が難しい場合もあれば，また患者の下鼻道が狭い状況となり下鼻道鼻涙管開口部付近の観察が極端に困難で，結果として下鼻道からのシース抜去による SGI 原法が困難な局面にも遭遇する場合もある．このように SGI 原法が難しい場合，シースを下鼻道側でなく涙点側から摘出できれば，術操作は眼科用手術顕微鏡下に可能であり，手術難易度の低減，鼻腔内操作の低減に役立つ．G-SGI では先端部 3 mm を残して割線を入れたシースにて SEP および SGI を行う．涙管チューブのシースへの挿入後，シースを涙点から摘出すると涙道に涙管チューブが残るという作戦である[6][7]．

5．LJEI（lidocaine jelly expanded intubation）

宮久保，岩崎らにより開発された方法である．SEP を行い鼻腔に達したら，シースを残し涙道内視鏡を抜き去り，シースにキシロカインゼリーを充満させながらシースを引き抜くと涙道にゼリーが充満された形で残り，そのあとの涙管チューブ挿入が容易となる方法である．

おわりに

今まで一般的には不治の病とされてきた涙目であるが，涙道内視鏡の導入により治療成績が向上している．涙道内視鏡の光源は細い光源であるが，この病気に対しての大いなる光明となることを祈念しつつ本稿を終えたい．

文 献

1）後藤英樹：G-SGI．涙道内視鏡入門！知りたかったすべてがここにある！（後藤 聡, 鶴丸修士, 松村 望編), pp.88-89, メジカルビュー社, 2016.
2）後藤英樹：II 臨床編「流涙症」Q7 流涙症診療の進め方について教えてください．あたらしい眼科, **30**（臨増）：23-26, 2013.
3）後藤英樹, 後藤 聡：涙道の解剖．専門医のための眼科診療クオリファイ 10 眼付属器疾患とその病理, pp.136-140, 中山書店, 2012.
4）井上 康：テフロン製シースでガイドする新しい涙管チューブ挿入術．あたらしい眼科, **25**：1131-

1133, 2008.

5) 後藤英樹：涙道疾患の治療〜涙道内視鏡・鼻内視鏡・シースガイドを用いた DCR・涙管チューブ挿入（GEP, G-SGI, L-DCR）. 第119回日眼総会 サブスペサンデー 前眼部疾患「眼瞼涙道疾患診療の診断と治療」, 札幌, 2015.

6) 後藤英樹, 宮久保純子, 御宮知達也ほか：涙道閉塞症に対するシース誘導涙管チューブ挿入術においてシースを涙点から摘出する方法の試み. 眼科手術, **23**：51-55, 2010.

7) 後藤英樹：目指せ！眼の形成外科エキスパート 涙道内視鏡を用いた流涙症の検査と治療〜涙カメラで不治の病, 涙目に挑む. 臨床眼科, **70**(9), 1378-1383, 2016.

MB OCULI. No. 100：79－87, 2021

特集／オキュラーサーフェス診療の基本と実践

角膜再生医療の現状

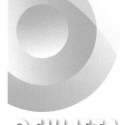

外園千恵[*1]　　小泉範子[*2]

Key Words： 角膜上皮ステムセル(corneal epithelial stem cell)，難治性眼表面疾患(severe ocular surface disorders)，細胞注入治療(cell injection therapy)，Rho キナーゼ阻害剤(Rho kinase inhibitor)，水疱性角膜症(bullous keratopathy)

Abstract：角膜再生医療として，京都府立医科大学眼科では羊膜を基質とした上皮シートの作製に取り組み，1999 年に培養角膜上皮シート移植，2002 年には培養自家口腔粘膜上皮シート移植を開始した．いずれも難治性眼表面疾患において他の方法では得られない効果を得て，実用化を目指してきた．一方，水疱性角膜症に対する新たな治療としてドナー角膜内皮細胞を体外で培養，増殖させて患者の前房内に注入する培養角膜内皮細胞注入を開発，2013 年 first in man に成功した．いずれの再生医療も医師主導治験を終え，実用化を目前としている．

角膜の透明性は，角膜上皮，実質および角膜内皮が正常に機能することで成り立っており，何らかの理由でいずれかに異常をきたすと，角膜が混濁して高度の視力低下に陥る．視力改善を得るために全層あるいは表層角膜移植が行われ，上皮の異常に対しては上皮移植が，また近年は内皮機能低下に対して角膜内皮移植が行われている．しかし，従来の治療では治らない疾患，予後不良な病態があり，角膜上皮細胞あるいは角膜内皮細胞を *in vitro* で増殖させて移植する手法，すなわち再生医療の研究がなされて実用化へと進んできた．角膜領域の再生医療を紹介する．

角膜上皮の再生医療

1．はじめに

角膜上皮のステムセルは，角膜と結膜の境界領域にある輪部の基底層に存在すると考えられてお

り，何らかの原因で角膜上皮ステムセルを喪失すると，角膜表層は混濁した結膜組織で被覆されて高度の視力障害をきたす．角膜上皮ステムセルを消失する疾患として先天無虹彩，腫瘍性疾患等，さまざまなものがあり，総称して角膜上皮ステムセル疲弊症と呼ぶ．

角膜上皮ステムセル疲弊症は，輪部移植あるいは角膜上皮形成術と呼ばれる角膜上皮移植の適応となる．しかし，角膜上皮移植に使えるドナーは全層移植と比して少なく，また上皮移植は全層移植よりも拒絶反応を生じやすい．しかも角膜上皮ステムセル疲弊症のなかでも，Stevens-Johnson 症候群，熱・化学外傷，眼類天疱瘡は，角膜のみならず結膜，眼瞼にも病的変化をきたし，角膜上皮移植を行っても長期予後が不良であることから，"難治性角結膜疾患"あるいは"難治性眼表面疾患(severe ocular surface disorders)"と呼ばれてきた．

難治性眼表面疾患に対する外科的治療法として，自家結膜移植(片眼性化学外傷で健眼の結膜を移植[1])，輪部移植に羊膜移植を併用した眼表面

[*1] Chie SOTOZONO, 〒602-8566　京都市上京区河原町広小路上る梶井町 465　京都府立医科大学大学院視覚機能再生外科学，教授
[*2] Noriko KOIZUMI, 〒610-0321　京田辺市多々羅都谷 1-3　同志社大学生命医科学部医工学科，教授

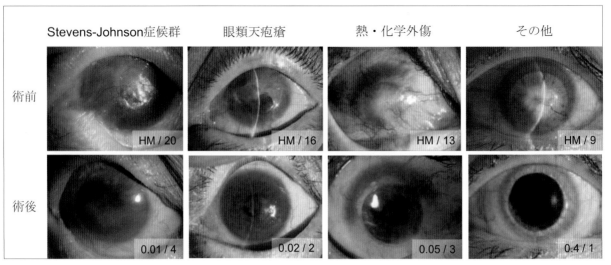

図 1. 培養口腔粘膜上皮シート移植の代表症例

（文献 7 より一部改編）

再建法[2]等が報告された．一方，体外で培養した角膜上皮を移植する培養角膜上皮の作製が試みられ，1997 年にイタリアの Pellegrini らが培養角膜上皮シート移植に成功した[3]．以後，現在に至るまで角膜再生医療に関する基礎および臨床研究が国内外で活発に行われている．

2. 培養上皮シートの作製と POC 獲得，臨床研究から治験まで

京都府立医科大学眼科では羊膜上に角膜上皮細胞を培養し，多層化させて正常角膜上皮に類似した上皮シートを作製することに成功し，動物モデルでの有効性を確認したのちに 1999 年より難治性角結膜疾患に対する同種アロ培養角膜上皮シート移植を開始した[4]．アロ培養角膜上皮シート移植は，光学的に良好な眼表面を再建できる反面，一部の症例で拒絶反応，感染症といった術後合併症を生じた．片眼性の化学外傷で，他眼（健眼）から角膜上皮シートを作製して自家の上皮シート移植を実施した 5 例は，全例で合併症を生じず予後良好であった[5]．そこで両眼性疾患における自家移植のあらたな手法として羊膜を基質とする培養口腔粘膜上皮シートの作製技術を開発，動物モデルでの有効性を確認したのち，2002 年に培養自家口腔粘膜上皮シート移植（cultivated oral mucosal epithelial transplantation：COMET）に成功した[6]．初回から 2008 年 12 月までの全例（72 例 86

手術）を対象としたレトロスペクティブ調査を実施した．具体的には，治療目的を「視力改善」「上皮修復」「癒着解除」の 3 つに分類し，術前と術後 24 週における視力の変化，眼表面スコア（Ocular surface grading score）の変化をエンドポイントとし，抽出したデータを第 3 者である先端医療振興財団（現在は，神戸医療都市産業機構）の臨床研究情報センター（現在は，医療イノベーション推進センター）に送付，データクリーニング，データ固定したうえで解析に供した．その結果，高度視覚障害における視力改善（図 1，2），難治な上皮欠損での上皮修復，高度癒着眼の結膜囊再建で他の治療法では得られない効果を得た[7]．

臨床研究で得た成果を広く社会へ還元するため，多施設の前向き臨床試験実施計画を作成，2013 年 7 月に先進医療 B（自己口腔粘膜及び羊膜を用いた培養上皮細胞シートの移植術）の承認を得た．対象を難治な 3 疾患（重症熱・化学外傷，Stevens-Johnson 症候群（SJS），眼類天疱瘡）に限定し，プロスペクティブに培養自家口腔粘膜上皮シート移植を合計 22 例に実施した．移植目的である視力改善，上皮欠損の修復，眼表面癒着の解除のいずれにおいても良好な結果を得て，特段の有害事象を生じなかった．しかし先進医療 B の総括報告では薬事承認申請ができないため，さらに 2018～19 年に医師主導治験を実施した．

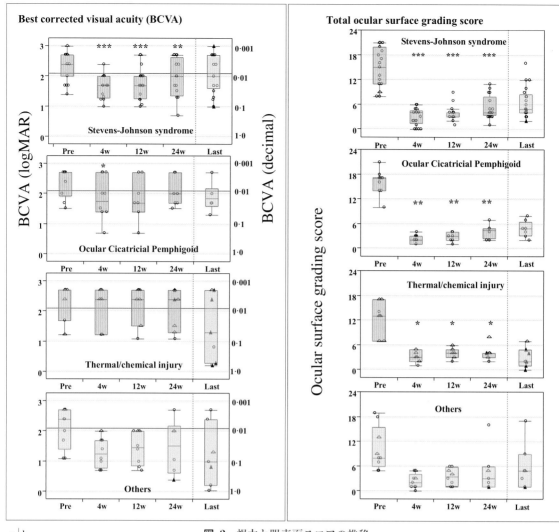

a|b　　　　　　　　　　図 2. 視力と眼表面スコアの推移

（文献 7 より許可を得て転載）

3．再生医療と規制

2006 年（平成 18 年）にヒト幹細胞臨床研究に関する指針が公布され，再生医療を臨床で実施するには，厚生労働省"ヒト幹細胞臨床研究に関する審査委員会（通称，ヒト幹）"の承認を得ることが必須となった．その後，2014 年（平成 26 年）に「再生医療等の安全性の確保等に関する法律（通称，再生医療新法）」が施行され，再生医療等の安全性の確保に関する手続きや細胞培養加工の外部委託のルール等が定められた．

上述した先進医療 B における培養自家口腔粘膜上皮シート移植の前向き臨床試験は，施設倫理委の承認，ヒト幹の承認，書式を変えて先進医療の申請と承認，変更した箇所について再び施設倫理委に申請して承認を得る，といった医学研究とは異なる仕事を必要とした．前向き臨床試験（先進医療 B）の開始後に再生医療新法が施行されたため，臨床試験を中断して改めて法律のもとに審査を受けて承認を得たのち再開した．最終的に，先進医療 B での COMET 22 例のうち 11 例がヒト幹，11 例が再生医療新法での実施となった．

安全な医療を国民に届けるために，国の規制は大切である．しかし再生医療でしか治せない難治な眼疾患があることを考慮すると，上皮の再生医療を実用化するために 20 年以上かかっていることは残念である．

4．今後の展望

我々は羊膜を基質とする培養上皮シートを作製

する方法を開発したが，基質を用いない方法もある[8]．他人からの細胞を用いる場合（他家あるいはアロ）と患者自身の細胞を用いる場合（自家，オート）があり[9]，また細胞ソースとして，角膜上皮，口腔粘膜上皮のほか，鼻粘膜上皮を用いた上皮シート作成も報告されている[10]．本邦では，大阪大学が開発した温度感受性応答皿による自家培養角膜上皮シートが薬事承認された．また将来的にiPS細胞由来の上皮シート移植が可能になるかもしれない．多種多様な上皮シートを使えるようになり，患者にとってのベストを選択できれば理想的といえる．

角膜内皮の再生医療

1．はじめに

ヒト角膜内皮細胞は再生能力に乏しい細胞であり，白内障や緑内障等に対する内眼手術による侵襲や，フックス角膜内皮ジストロフィ等の疾患によって広範囲に障害されると，角膜浮腫と混濁を生じ，重症の視力障害をきたす．水疱性角膜症に対する唯一の治療法は角膜移植であるが，古くから行われてきた全層角膜移植に代わり，ドナーの角膜内皮を薄い角膜実質とともに移植するDescemet's stripping automated endothelial keratoplasty（DSAEK）が日本でも広く行われるようになった．さらに近年は，主にフックス角膜内皮ジストロフィに対して角膜内皮とデスメ膜のみを移植するDescemet's membrane endothelial keratoplasty（DMEK）が普及しつつある．このような新しい角膜移植手術が開発される一方で，日本を含む世界の多くの国々ではドナー角膜が不足しており，角膜移植を受けることができない患者が多数いる．また，角膜移植後の内皮細胞減少による移植片機能不全や，複雑な手術手技を習得するための術者のラーニングカーブは，角膜移植治療における課題である．

我々の研究グループでは，水疱性角膜症に対する再生医療の開発に取り組み，2013年にアロ培養角膜内皮細胞注入治療のFirst-in-Man臨床研究を開始した．2017年までに38症例の細胞注入治療を臨床研究として行い，臨床的な効果と安全性を確認している．本稿では，近い将来の実用化が期待されている細胞注入治療について，開発の経緯と臨床研究から得られた知見について紹介する．

2．動物モデルでのProof of Conceptの確立

同志社大学では2003年から角膜内皮再生医療の研究を開始し，Ⅰ型コラーゲンシートやヒト角膜実質をキャリアとする培養角膜内皮細胞シート移植の有用性をカニクイザル水疱性角膜症モデルを用いて報告した[11]．しかし，これらのシート移植は生体適合性や透明性に課題が残り，臨床応用には至らなかった．そのようなときに，我々はヒト角膜内皮細胞を培養する方法を研究するなかで，Rhoキナーゼ（ROCK）阻害剤の一種であるY-27632という化合物が，角膜内皮細胞の基質（培養皿）への接着を促進することを発見し[12]，角膜内皮細胞をROCK阻害剤と一緒に懸濁液として前房内に注入すれば，細胞を角膜の裏側に生着させられるのではないかと考えた．その後，角膜内皮細胞を周辺部まで徹底的に掻把した角膜内皮機能不全モデル動物を作製し，ROCK阻害薬とともに培養角膜内皮細胞を注入して3時間のうつむき姿勢を行うことで，移植した細胞が角膜裏面に効率的に生着して角膜の透明治癒が得られること，また前眼部炎症や眼圧上昇，感染症等，細胞注入に起因する合併症を生じないことを確認した[13)14]．

3．ヒト角膜内皮細胞を培養する技術の確立

培養角膜内皮細胞を用いた再生医療のメリットの一つは，1眼のドナー角膜を用いて多数の患者の治療を行うことができることであり，ドナー角膜が不足する多くの国々における課題解決の一助となる．当時の我々の研究室では，ヒト角膜内皮細胞は培養に伴う形質転換や細胞老化による密度低下を生じやすく，臨床応用可能な角膜内皮細胞を大量に培養することは困難であった．そこで我々は，培養過程で生じる角膜内皮細胞の形質転換や細胞老化に関わるシグナルを見出し，p38MAPキナーゼ阻害剤等いくつかの低分子化

表 1. 臨床研究として培養角膜内皮細胞注入治療実施した 11 例の治療成績

症例	原疾患	治療前			治療 24 週間後			治療 5 年後		
		ECD	CCT	矯正視力	ECD	CCT	矯正視力	ECD	CCT	矯正視力
1	レーザー虹彩切開術後	測不	760	0.04	947	511	0.7	863	504	1.5
2	FECD	測不	964	0.05	1965	525	1.0	1089	540	1.2
3	FECD	測不	727	0.2	2146	540	0.7	2011	536	1.5
4	落屑症候群	測不	792	0.1	1271	640	0.4	測不	693	0.15
5	FECD	測不	637	0.4	1134	509	1.0	1044	547	1.5
6	レーザー虹彩切開術後	測不	775	0.1	2232	505	0.8	1138	523	1.2
7	FECD	測不	750	0.3	2288	626	0.3	1228	547	0.6
8	FECD	測不	657	0.2	2833	489	0.5	2067	510	0.7
9	多重内眼手術後	測不	649	0.4	1880	595	0.5	1080	576	0.8
10	FECD	測不	741	0.2	2141	539	0.8	1455	530	1.2
11	FECD	測不	725	0.03	2331	561	0.9	601	605	1.0

FECD：フックス角膜内皮ジストロフィ，ECD：角膜内皮細胞密度(cells/mm^2)，CCT：中心角膜厚(μm)，測不：測定不能

（文献 17，18 より一部改変）

4．細胞注入治療の First-in-Man 臨床研究

カニクイザルを用いた前臨床研究により，ヒト角膜内皮細胞注入治療により角膜内皮機能の改善が得られることを確認し，臓器パネルや polymerase-chain reaction(PCR)法により安全性を検証した[14]．これらの前臨床研究の結果をもとに，京都府立医科大学 Cell Processing Center (CPC)に技術移転を行い，厚生労働省の承認を得て，2013 年 12 月に京都府立医科大学において臨床研究を開始した．

臨床研究では，米国アイバンクから提供された若年者由来の臨床用ドナー角膜から採取した角膜内皮細胞を，Cell Processing Center(CPC)でおよそ 3 か月間をかけて拡大培養を行い，プロトコールで定めた品質規格を満たすことを確認して移植に用いた．臨床研究の対象は，水疱性角膜症と診断され，最良矯正視力 0.5 未満，角膜内皮スペキュラーで角膜内皮細胞が観察できない(もしくは内皮細胞密度が 500/mm^2 未満)，角膜厚が 630 μm 以上，かつ角膜上皮浮腫が存在する 20 歳以上 90 歳未満の患者とした．手術は局所麻酔下で行い，およそ直径 8 mm の範囲のレシピエント角膜内皮細胞を丁寧に搔把してデスメ膜から剝離し，ROCK 阻害剤入りの細胞注入液に $5 \times 10^5 \sim 1 \times 10^6$ 個の培養ヒト角膜内皮細胞を懸濁して前房内に注入した．術後は細胞注入治療用に設計した専用ベッドに移動して，3 時間のうつむき姿勢をとった．

一般的な患者の術後経過としては，術翌日には術後炎症をほとんど認めず，注入細胞が白色の微細な precipitates として角膜裏面に接着する様子がスリットランプで確認される．角膜浮腫は日ごとに改善し，術後 2 週間〜1 か月で角膜が透明化し視力が改善した．接触型角膜内皮スペキュラーによる観察では，細胞の脱落や重層化を認めず，多角形細胞からなる単層構造が再生された[17]．First-in-man 臨床研究の 11 例において，すべての症例において術後 24 週の時点で角膜浮腫が改善し，視力の回復が得られた[17]．さらに術後 5 年の時点においても，11 例中 10 例で角膜浮腫がなく良好な視力を維持できており，重篤な合併症を認める症例がなかったことを報告している(表 1，図 3，4)[18]．細胞注入治療ではドナー由来の他家細胞を移植しているが，術後は従来の角膜内皮移植に準じたステロイド薬の局所投与を行い，これまでに拒絶反応を疑わせる所見を認めた症例はない．

5．細胞注入治療の適応疾患とメリット

本治療法は角膜実質混濁のない角膜内皮機能不全・水疱性角膜症に対して有効と考えられ，白内障手術後やレーザー虹彩切開術後の水疱性角膜症，フックス角膜内皮ジストロフィ等が良い適応になる．また，角膜移植後の移植片機能不全に対

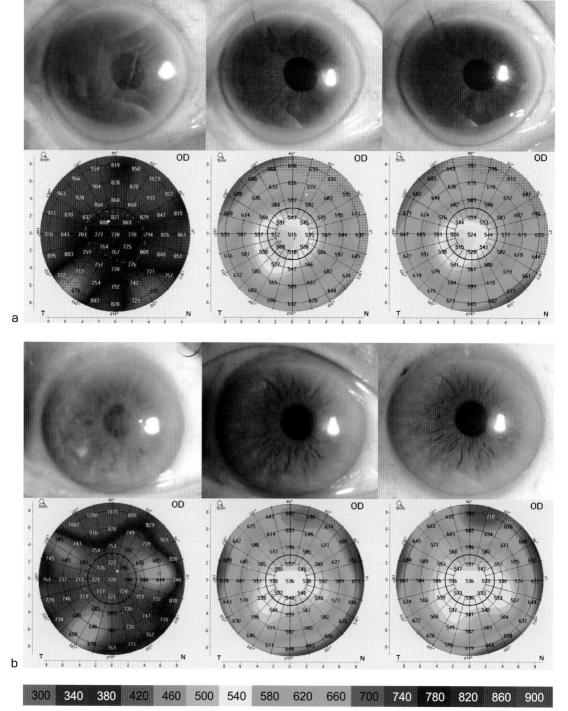

図 3. 培養角膜内皮細胞注入治療を行った代表症例の臨床経過

a：アルゴンレーザー虹彩切開術後の水疱性角膜症

b：フックス角膜内皮ジストロフィ

上段：左から順に治療前，3年後，5年後の前眼部写真．

下段のカラーマップは角膜厚を示す（単位：μm）．

（文献 18 より許可を得て転載）

しても，以前の移植片に残存する角膜内皮細胞を剥離して細胞注入を行うことで角膜浮腫の改善と角膜の透明化が得られることから，移植片不全に対する再移植にも適応できると考えられる[19]．臨床研究では，緑内障手術後眼や外傷後の大きな虹彩損傷，眼内レンズ縫着眼，無硝子体眼等，従来の角膜内皮移植では移植片接着不良のリスクが高い症例にも探索的に細胞注入治療を実施し，良好な結果が得られている．

　従来はドナー組織を用いた角膜移植が唯一の治療法であった水疱性角膜症に対して，培養角膜内皮細胞を用いた再生医療が今後の治療選択肢の一つとなることが期待される．移植後の拒絶反応出現率や角膜内皮減少率等，長期予後の評価は今後の課題であるが，細胞注入治療はキャリアを用いない細胞移植であるため前眼部の解剖学的構造を保った生理的な角膜内皮層の再建が可能であり，角膜乱視を惹起せずに良好な視力回復が得られる．また若年者ドナー角膜由来の細胞から作製した高品質な角膜内皮細胞を十分な量だけ移植することができるため，従来の角膜移植に比べて移植後の角膜内皮細胞密度を高く維持することができ，良好な視機能を長期にわたって維持することができる可能性がある．

6．角膜内皮再生医療の将来展望

　本治療法は 2017 年 4 月までに合計 38 例の細胞注入治療を臨床研究として行い，安全性と有効性を確認した．2017 年 5 月からは京都府立医科大学等の 3 施設で医師主導治験（第Ⅱ相，第Ⅲ相）が行われ，近い将来の薬事承認を目指した取り組みが進められている．現在，同志社大学では，培養ヒト角膜内皮細胞を一定の温度で懸濁液として輸送することができる保存液および容器を開発し，Ready-to-use の細胞懸濁液によるバイアル製品の開発に取り組んでいる．本製品は，最長 72 時間まで細胞懸濁液の状態でバイアルに入れて保存・輸送することが可能であり，医療機関における細胞調整を要さない．すでに動物モデルを用いた検討により，バイアルに保存した細胞が動物眼に生

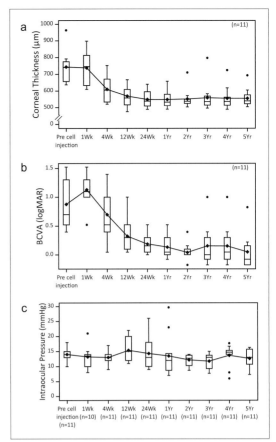

図 4. 臨床研究として培養角膜内皮細胞注入治療実施した 11 例の治療成績
治療前および治療 5 年後までの中心角膜厚（a），logMAR 最良矯正視力（b），眼圧（c）を示す．
（文献 18 より許可を得て転載）

着して機能することを確認しており，本技術を用いた細胞注入治療の実用化に向けた研究を進めている．細胞注入治療が実用化されれば，現在行われている角膜内皮移植の一部が再生医療に置き換わるだけでなく，従来は角膜移植が行われていなかった難症例や高齢者に対しても細胞注入治療が可能となり，多くの患者に先進的な医療を提供できると考える．

　現在，国内外では本技術以外にも角膜内皮の再生医療研究が活発に進められている．例えば国内においては，慶應義塾大学眼科のグループがヒト iPS 細胞を用いた角膜内皮再生医療の開発に取り組んでおり[20]，臨床研究の開始に向けた検討が進められている．海外に目を向けると，米国では鉄を取り込ませた培養角膜内皮細胞を前房内に注入し，対外から磁場を持ったパットを近づけること

で細胞を角膜裏面に接着させる治療法の臨床試験が開始されている。これらの治療法は、いずれもドナー不足を解決する手段となるのみならず、より長期的に良好な角膜内皮機能を維持し、患者のQOL改善を目指して開発されているものである。次の10年の間には、これらの技術が臨床の現場に届けられ、角膜移植手術のオプションの一つとして選択できるものとなっていることが期待される。

文　献

1) Thoft RA：Conjunctival transplantation as an alternative to keratoplasty. Ophthalmology, **86**（6）：1084-1092, 1979. doi：10.1016/s0161-6420（79）35433-1［published Online First：Epub Date］.

2) Tsai RJ, Li LM, Chen JK：Reconstruction of damaged corneas by transplantation of autologous limbal epithelial cells. N Engl J Med, **343**(2)：86-93, 2000. doi：10.1056/NEJM200007133430202［published Online First：Epub Date］.

3) Pellegrini G, Traverso CE, Franzi AT, et al：Long-term restoration of damaged corneal surfaces with autologous cultivated corneal epithelium. Lancet, **349**(9057)：990-993, 1997. doi：10.1016/S0140-6736(96)11188-0［published Online First：Epub Date］.

4) Koizumi N, Inatomi T, Suzuki T, et al：Cultivated corneal epithelial stem cell transplantation in ocular surface disorders. Ophthalmology, **108**（9）：1569-1574, 2001. doi：10.1016/s0161-6420（01）00694-7［published Online First：Epub Date］.

5) Nakamura T, Inatomi T, Sotozono C, et al：Successful primary culture and autologous transplantation of corneal limbal epithelial cells from minimal biopsy for unilateral severe ocular surface disease. Acta Ophthalmologica Scandinavica, **82**(4)：468-471, 2004. doi：10.1111/j.1395-3907.2004.00285.x［published Online First：Epub Date］.

6) Nakamura T, Inatomi T, Sotozono C, et al：Transplantation of cultivated autologous oral mucosal epithelial cells in patients with severe ocular surface disorders. Br J Ophthalmol, **88**（10）：1280-1284, 2004. doi：10.1136/bjo.2003.038497［published Online First：Epub Date］.

7) Sotozono C, Inatomi T, Nakamura T, et al：Visual improvement after cultivated oral mucosal epithelial transplantation. Ophthalmology, **120**(1)：193-200, 2013. doi：10.1016/j.ophtha.2012.07.053［published Online First：Epub Date］.

8) Nishida K, Yamato M, Hayashida Y, et al：Corneal reconstruction with tissue-engineered cell sheets composed of autologous oral mucosal epithelium. N Engl J Med, **351**(12)：1187-1196, 2004. doi：10.1056/NEJMoa040455［published Online First：Epub Date］.

9) Oie Y, Komoto S, Kawasaki R：Systematic review of clinical research on regenerative medicine for the cornea. Jpn J Ophthalmol, **65**：169-183, 2021.

10) Kobayashi M, Nakamura T, Yasuda M, et al：Ocular surface reconstruction with a tissue-engineered nasal mucosal epithelial cell sheet for the treatment of severe ocular surface diseases. Stem cells translational medicine, **4**(1)：99-109, 2015. doi：10.5966/sctm.2014-0169［published Online First：Epub Date］.

11) Koizumi N, Okumura N, Kinoshita S：Development of new therapeutic modalities for corneal endothelial disease focused on the proliferation of corneal endothelial cells using animal models. Exp Eye Res, **95**：60-67, 2012.

12) Okumura N, Ueno M, Koizumi N, et al：Enhancement of primate corneal endothelial cell survival in vitro by a ROCK inhibitor. Invest Ophthalmol Vis Sci, **50**：3680-3687, 2009.

13) Okumura N, Koizumi N, Ueno M, et al：ROCK inhibitor converts corneal endothelial cell into a phenotype capable of regenerating in vivo endothelial tissue. Am J Pathol, **181**：268-277, 2012.

14) Okumura N, Sakamoto Y, Fujii K, et al：Rho kinase inhibitor enables cell-based therapy for corneal endothelial dysfunction. Sci Rep, **6**：26113, 2016.

15) Hongo A, Okumura N, Nakahara M, et al：The Effect of a p38 mitogen-activated protein kinase inhibitor on cellular senescence of cultivated human corneal endothelial cells. Invest Ophthalmol Vis Sci, **58**：3325-3334, 2017.

16) Nakahara M, Okumura N, Nakano S, et al：Effect of a p38 Mitogen-Activated Protein Kinase

Inhibitor on Corneal Endothelial Cell Proliferation. Invest Ophthalmol Vis Sci, **59**：4218-4227, 2018.

17）Kinoshita S, Koizumi N, Ueno M, et al：Injection of Cultured Cells with a ROCK Inhibitor for Bullous Keratopathy. N Engl J Med, **378**：995-1003, 2018.
    Summary　臨床研究として実施した水疱性角膜症 11 例に対する細胞注入治療の安全性と有効性を示した文献.

18）Numa K, Imai K, Ueno M, et al：Five-Year Follow-up of First Eleven Cases Undergoing Injection of Cultured Corneal Endothelial Cells for Corneal Endothelial Failure. Ophthalmology, **128**：504-514, 2021.

19）小泉範子：角膜内皮治療の最前線. 眼科, **59**：1137-1144, 2017.

20）Hatou S, Shimmura S：Review：corneal endothelial cell derivation methods from ES/iPS cells. Inflamm Regen, **39**：19, 2019. doi：10.1186/s41232-019-0108-y. PMID：31592286；PMCID：PMC6775652.

FAX による注文・住所変更届け

改定：2015 年 1 月

　毎度ご購読いただきましてありがとうございます．
　読者の皆様方に小社の本をより確実にお届けさせていただくために，FAX でのご注文・住所変更届けを受けつけております．この機会に是非ご利用ください．

◎ご利用方法
　FAX 専用注文書・住所変更届けは，そのまま切り離して FAX 用紙としてご利用ください．また，注文の場合手続き終了後，ご購入商品と郵便振替用紙を同封してお送りいたします．**代金が 5,000 円をこえる場合，代金引換便とさせて頂きます．**その他，申し込み・変更届けの方法は電話，郵便はがきも同様です．

◎代金引換について
　本の代金が 5,000 円をこえる場合，代金引換とさせて頂きます．配達員が商品をお届けした際に，現金またはクレジットカード・デビットカードにて代金を配達員にお支払い下さい(本の代金＋消費税＋送料)．(※年間定期購読と同時に 5,000 円をこえるご注文を頂いた場合は代金引換とはなりません．郵便振替用紙を同封して発送いたします．代金後払いという形になります．送料は定期購読を含むご注文の場合は頂きません)

◎年間定期購読のお申し込みについて
　年間定期購読は，1 年分を前金で頂いておりますため，代金引換とはなりません．郵便振替用紙を本と同封または別送いたします．送料無料，また何月号からでもお申込み頂けます．
　毎年末，次年度定期購読のご案内をお送りいたしますので，定期購読更新のお手間が非常に少なく済みます．

◎住所変更届けについて
　年間購読をお申し込みされております方は，その期間中お届け先が変更します際，必ずご連絡下さいますようよろしくお願い致します．

◎取消，変更について
　取消，変更につきましては，お早めに FAX，お電話でお知らせ下さい．
　返品は，原則として受けつけておりませんが，返品の場合の郵送料はお客様負担とさせていただきます．その際は必ず小社へご連絡ください．

◎ご送本について
　ご送本につきましては，ご注文がありましてから約 1 週間前後とみていただきたいと思います．お急ぎの方は，ご注文の際にその旨をご記入ください．至急送らせていただきます．2〜3 日でお手元に届くように手配いたします．

◎個人情報の利用目的
　お客様から収集させていただいた個人情報，ご注文情報は本サービスを提供する目的(本の発送，ご注文内容の確認，問い合わせに対しての回答等)以外には利用することはございません．

　その他，ご不明な点は小社までご連絡ください．

株式会社　全日本病院出版会　〒 113-0033 東京都文京区本郷 3-16-4-7 F
電話 03(5689)5989　FAX03(5689)8030　郵便振替口座 00160-9-58753

FAX 専用注文書

年　　月　　日

○印	MB　OCULISTA 5周年記念書籍	定価(税込)	冊数
	すぐに役立つ眼科日常診療のポイント—私はこうしている—	10,450 円	

(本書籍は定期購読には含まれておりません)

○印	MB　OCULISTA	定価(税込)	冊数
	2021 年__月～12 月定期購読(No.__～105：計__冊)(送料弊社負担)		
	2020 年バックナンバーセット(No.82～93：計 12 冊)(送料弊社負担)	41,800 円	
	No. 99　斜視のロジック 系統的診察法	3,300 円	
	No. 98　こども眼科外来 はじめの一歩—乳幼児から小児まで—	3,300 円	
	No. 97　ICL のここが知りたい—基本から臨床まで—	3,300 円	
	No. 96　眼科診療ガイドラインの活用法 増大号	5,500 円	
	No. 95　確かめよう！乱視の基礎 見直そう！乱視の診療	3,300 円	
	No. 94　達人に学ぶ！最新緑内障手術のコツ	3,300 円	
	No. 93　斜視—基本から実践まで—	3,300 円	
	No. 84　眼科鑑別診断の勘どころ 増大号	5,500 円	
	No. 72　Brush up 眼感染症—診断と治療の温故知新— 増大号	5,500 円	
	No. 60　進化する OCT 活用術—基礎から最新まで— 増大号	5,500 円	
	No. 48　眼科における薬物療法パーフェクトガイド 増大号	5,500 円	
	その他号数 （号数と冊数をご記入ください） No.		

○印	書籍・雑誌名	定価(税込)	冊数
	ストレスチェック時代の睡眠・生活リズム改善実践マニュアル	3,630 円	
	美容外科手術—合併症と対策—	22,000 円	
	ここからスタート！眼形成手術の基本手技	8,250 円	
	超アトラス 眼瞼手術—眼科・形成外科の考えるポイント—	10,780 円	
	PEPARS No. 87 眼瞼の美容外科 手術手技アトラス 増大号	5,500 円	
	PEPARS No. 147 美容医療の安全管理とトラブルシューティング 増大号	5,720 円	

お名前	フリガナ 　　　　　　　　　　　　　　　　　　　㊞	診療科
ご送付先	〒　　－ □自宅　　□お勤め先	
電話番号		□自宅　　□お勤め先

雑誌・書籍の申し込み合計
5,000 円以上のご注文
は代金引換発送になります

—お問い合わせ先—
㈱全日本病院出版会営業部
電話 03(5689)5989　　　　FAX 03(5689)8030

年　　月　　日

住 所 変 更 届 け

お 名 前	フリガナ	
お客様番号		毎回お送りしています封筒のお名前の右上に印字されております8ケタの番号をご記入下さい。
新お届け先	〒　　　　　　　都 道 　　　　　　　　府 県	
新電話番号	（　　　　　）	
変更日付	年　　月　　日より	月号より
旧お届け先	〒	

※ 年間購読を注文されております雑誌・書籍名に✓を付けて下さい。

- ☐ Monthly Book Orthopaedics （月刊誌）
- ☐ Monthly Book Derma. （月刊誌）
- ☐ 整形外科最小侵襲手術ジャーナル （季刊誌）
- ☐ Monthly Book Medical Rehabilitation （月刊誌）
- ☐ Monthly Book ENTONI （月刊誌）
- ☐ PEPARS （月刊誌）
- ☐ Monthly Book OCULISTA （月刊誌）

FAX 03-5689-8030

全日本病院出版会行

Monthly Book OCULISTA バックナンバー一覧

2021.6. 現在

通常号 3,000 円＋税　　増大号 5,000 円＋税

各目次等の詳しい内容はホームページ(www.zenniti.com)をご覧ください.

編集主幹：村上　晶　順天堂大学教授	No. 100　編集企画：
高橋　浩　日本医科大学教授	近間泰一郎　広島大学診療教授
堀　裕一　東邦大学教授	

Monthly Book OCULISTA　No. 100

2021 年 7 月 15 日発行（毎月 15 日発行）
定価は表紙に表示してあります.
Printed in Japan

発行者　　末　定　広　光
発行所　　株式会社　全日本病院出版会
〒113-0033 東京都文京区本郷 3 丁目 16 番 4 号 7 階
電話　(03)5689-5989　Fax　(03)5689-8030
郵便振替口座 00160-9-58753
印刷・製本　三報社印刷株式会社　　　電話　(03)3637-0005
広告取扱店　㈱メディカルブレーン　電話　(03)3814-5980